나 대신 아파주실 분

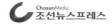
조선뉴스프레스

나
대신
아파주실
분

ChosunMedia
조선뉴스프레스

여시인연如是因緣으로
우리가 만났을 때

어느 한 사람을 만나기 위해 세상에 태어난 것은 아니지만, 인연이 없으면 만나지 않아도 될 사람들과 만나서 산다. 다시 말하면, 이 세상에서 만난 사람치고, 인연 아닌 사람은 없다. 또한 금생今生만으로 끝나는 인연도 있지만, 생을 거듭해서 맺어진 숙생宿生의 인연도 있다. 다만 본인들이 그 인연을 모르고 넘어갈 뿐…. 인산 김일훈 선생과의 인연, 김윤세 (주)인산가 회장과의 인연은 평범한 인연은 아니다. 40여년이 흐른 인연이니 인생에 몇 안 되는 긴 인연이고 귀한 인연이라 할 수밖에 없다.

우리는 살면서, 주변에 인연 맺고 사는 사람들에게 따뜻한 애정을 나누며 살아야 한다. 미운 사람과의 인연도 그냥 버려서는 안된다. 아니 심지어 악연惡緣조차 귀하게 맺고 지내야 한다. 필자는 만약 술을 빚을 기회가 오면 술 이름을 악연주惡緣酒라 지으려고 한다. 악연도 맺어지면 취한다는 의미, 인생에서 참으로 귀하게 여겨야 할 인연론의 산물이다.

건강 또한 인연 없으면 이루어지지 않는다고 믿고 있다. 특히 건강과의 인연은 전생前生과 금생今生을 잇는 다리가 아닌가 생각한다. 건강하게 잘 태어나는 것은 전생의 인연이고, 건강이 좀 덜 만족스럽게 태어나는 것은 후생後生의 인연은 아닐는지. 필자가 너무 과장한다고 생각되시거든, 유전遺傳이나 가족력家族歷을 생각해 보기 바란다. 조상과 후손은 생명을 주고받는 인연인데, 건강을 주고받지 않으리라고는 생각하기 어렵다.

매월 월간《인산의학》에 실렸던, 답지 않은 글들이 책으로 나온다니, 어지간히 얼굴이 두꺼운 필자도 교정을 보면서 얼굴이 화끈하게 달아오른

것도 여러 차례다. 어떤 원고는 빼고 싶은 것을 그냥 참고 넘어간다. 그런 글들이 책에 실리는 것도 인연이라면 인연이다. 그런 인연을 무시하지 말자는 생각이, 참 변명으로 내세우기는 그럴 듯하다는 생각도 든다.

이 책이 건강을 걱정하는 분들에게 '건강도 인연'이라는 진리를 전달해 주면 원이 없겠다. 인생을 살면서(아직 100세도 안되었지만) 어떤 건강도 인연 없인 어렵다는 생각을 자주 한다. 인산가를 생각할 적마다 그 생각은 깊어진다.

여시인연如是因緣. 법화경 사경寫經을 완료하고, 병약한 와중에도 화엄경 57권 중 50권 사경을 끝낸 아내와 내가, 근년에 가장 좋아하는 네 글자다. 모든 것이 인연이라는 뜻이다.

특별한 인연으로 맺어진 아내 이정숙은, 갈지자처럼 흔들리며 사는 남편으로 인해 시인이면서 시와 멀리 살다가, 이제야 시심詩心을 가다듬고 있다. 역시 인연에 의해 장남으로 태어난 진세(의학박사, 제일신경정신과 원장), 아들 둘 사이의 딸로 태어난 희진(한의학박사, 경희궁한의원 원장), 막내 윤세((주)인터펀란디아 대표이사)도 자신들의 영역에서 부지런히 땀 흘리며 산다. 음악 전공의 큰며느리 용주와 도예陶藝전공의 작은 며느리 선영, 사위 종구((주)하이드로코어이사) 모두 자신의 인연법 속에서 잘 나가고 있고, 그 사이에서 태어난 여섯 명의 손자손녀 역시 자신의 길에서 인연법 따라 정도를 걷고 있다.

글은, 쓰기 시작할 땐 자신이 있고 힘이 생기고, 쓰는 중간엔 고만두어 버릴까 생각 안하면 다행이고, 쓰고 나면 "왜 겨우 이거지?"하는 미흡감의 포로가 된다. 그럼에도 미흡한 글을 월간《인산의학》에 연재하게 해주신 김윤세 회장님과, 발행처인 조선뉴스프레스의 정재환 국장, 이일섭 차장, 김효정 기자 등 스텝들의 노고에 감사드린다. 모두가 여시인연이다.

2019년 6월
김재원

몸이 하나밖에 없어서 건강하다는,
건강철학의 실천자

이 책의 저자(김재원 여원뉴스 회장)는 자기 인생의 스텐스(Stance)를 잘 잡고 사는 분이라 생각된다. 스텐스를 잘 잡고 있다 함은, 어떤 일에도 굴하지 않음은 물론, 인생에 대한 일관된 자세를 유지하고 있다는 뜻이다.

우선 그는 글 쓰는 분이다. 첫째는 시인이다. 고등학교 재학 중에《조선일보》신춘문예를 통해 데뷔했다. 그 어렵다는《조선일보》신춘문예 관문을 고등학교 재학 중에 뚫었다는 데서 그의 문재文才는 발견되고 인정된다.

둘째는 언론인이다. 20대 기자시절부터 지금까지 쉬지 않고 기사를 쓰고 있다. 신문·방송·잡지를 두루 섭렵한 언론인은 우리나라에서 그가 유일하다고 한다. 최근 누구에게 들으니, 본인께선 '대한민국 최고령 현역기자'라는 사실을 매우 만족하게 생각하며, "눈감는 날까지 현역기자로 활동하겠다"는 언급을 서슴지 않는다고 한다.

셋째는 페미니스트다. 아마 우리나라에서 가장 앞선 페미니스트가 아닌가 생각 되지만, '아내를 사랑하라'는 전설적인 칠언절구를 세상에 외친 70년대부터 지금까지, 그만큼 오랫동안 페미니즘을 외치고 관련 강의를 하고 글을 써온 분은 그가 유일하지 않나 생각된다.

더구나 이 분을 칭찬할 때 빼놓고 싶지 않은 것이 있다면, 나이보다 건강하다는 사실이다. 어떻게 그렇게 건강관리를 잘 했느냐고 누가 물으면, "재산이 몸 밖에 없습니다. 그래서 자나 깨나 재산관리 하나는 잘 해야죠"라고 태연하게 대답해서 주위를 웃게 한다.

나는 이 분이 한창 잘 나가던 시절에 처음 만났는데, 그때 여성지《여원》을 비롯해서 잡지를 여덟 가지나 발행하던 잡지계의 전설이었다. 그 좋던 사업이 실패할 줄이야⋯. 그런데 이 분은 실패한 사업가답지 않게 항상 건강하고, 당당하고 항상 웃으며 살고 있다.

누가 이 분에게 "지금 연세가 어떻게 되십니까?" 라고 물으면, "그렇게 물으시는 귀하께서는 어떻게 되시지요?" 라며 웃으며 반문한다. 그래서 물은 사람이, 자기는 몇 살이라고 대답을 하면 무조건 "아 그럼 형님 되십니다." 한다. 그래서 대한민국에서 '연하의 형님'이 가장 많다는 에피소드는 참으로 통쾌한 노년의 유머가 아닌가 생각되기도 한다.

이 분이 스텐스를 잘 잡고 있다는 사실 가운데 가장 두드러진 건 건강 관계다. 나는 이분과 (주)인산가를 창립하기 1년 전 인연을 맺었는데, 그 이후 지금까지 죽염이나 쑥뜸이나 밭마늘이나 유황오리진액을, 한 번도 끊임이 없이 드신다고 한다. 본인께서 워낙 좋아해서 그렇다고는 하지만 그렇게 오랫동안 한결같이 마니아로 있기는 쉽지 않은 노릇이어서 주변을 놀라게 한다는 소식을 요즘도 듣는다.

그리고 이분이 오랫동안 지탱하고 있는 스텐스 가운데 하나가 미소다. 누구를 만나든 항상 얼굴에 미소가 떠나지 않는다. 긍정적이지 않은 사람은 얼굴에 미소가 별로 없다는 점에서 볼 때, 이 분의 인생관이 긍정적이어서, 그 문재文才나, 페미니즘이나, 건강에 대한 철학도 변함없이 계속되지 않나 생각된다.

월간《인산의학》에 연재중인 이 분의 칼럼을 책으로 만들어 출판해달라는 요청이 많아 이렇게 한 곳에 모아 독자들께 보낸다. 독자들 건강 유지에 큰 도움이 되리라 생각된다.

지금처럼 강건하셔서 120세 천수天壽를 건강하게 누리시기를, 이 글이 연재된 월간《인산의학》의 독자들과 함께 진심으로 기원한다.

2019년 6월

김윤세(인산가 회장/전주대 경영행정대학원 객원교수)

차례

1 짭짤한 인생

누렇다고 다 황금은 아니다
짜다고 다 나쁜 건 아니다

2 건강한 인생

인생을 바꾸려면
몸부터 바꿔야

행복한 인생

몸의 행복이
인생의 행복

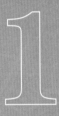

짭짤한 인생

누렇다고 다 황금은 아니다
짜다고 다 나쁜 건 아니다

부탁입니다
믿어주세요
제 나이를!!!

쑥뜸 떠서 젊어 보인다니까
주민증 까라는 사람도 있네

그날은 주민등록증을 다섯 번이나 깠다. 불심검문을 당해 그랬
다면 말도 안 한다.

주민등록증을 깐 이유는 내 나이를 믿지 않는 사람들 때문이
었다. 주민등록증을 깐 정황은 이렇다. 지난 8월 25일 죽염의 날.
함양 지리산 자락의 인산가에서 있었던 '죽염의 날' 행사에서 인
사말을 하게 되었다.

"나를 아는 사람들은 나이보다 10년쯤 젊어 보인다고 한다. 쑥
뜸과 죽염마늘(통째로 구워 죽염을 찍어 먹는 마늘) 덕분이다."

나는 1988년 서울올림픽이 있던 해 가을에 인산 선생을 만났
다. 당시 인산 선생은 우리 부부와 〈한국경제신문〉 사장 부부를

초청하여, 인사동에서 맛있는 저녁을 사주셨다. 나는 저녁 식사에는 관심이 별로 없었고 쑥뜸 얘기에 솔깃해 있었다. 사업을 잘하려면 건강해야 하고, 건강하려면 쑥뜸을 떠야 한다는 선생님 말씀에 "전 이미 뜨고 있습니다" 했다.

약간 으스대는 말투였을 것이다.

선생님은 얼마만 하게 뜨느냐고 물으셨다.

"보리알만 하게 뜹니다."

그때 인산 선생님께서 한마디 하셨다.

"사내자식이 물려 죽으려면 호랑이에게 물려 죽을 일이지, 빈대한테 물려 죽으면 쓰나?"

순간 그 말씀이 내 머리를 쳤다. 내 머리를 치고 내 가슴을 두드리고 전신에 충격을 줬다.

그 말씀 한마디는 그 후 오랫동안 내가 의지하는 말씀이 되었다. 물려 죽으려면 빈대한테 물려 죽지 말고 호랑이에게 물려 죽으라는 말씀은 용기에 대한 것일 수도 있고, 겁먹지 말라는 뜻일 수도 있고, 과감하라는 뜻일 수도 있었다. 선생의 그 말씀은 그 후 오랫동안 여러 가지 인생의 고비에서 문득 떠오르는, 내가 의지하는 바가 되었다.

그러나 그 자리에선 내색을 안 하고, 당시 내가 조그맣게 뜨고 있던 쑥뜸 자국을 보여주고 싶어, 동석했던 김윤세 회장과 함께 화장실에 들어가 바지 벨트를 내리고 내 뜸 자국을 보여주고 충고를 구하기도 했다.

70 넘어 아들 낳는 비결은
쑥뜸밖에 없다

그리고 며칠 후 나는 쑥뜸을 뜨기 시작했다. 뜸을 뜨는 동안은 뜨겁기가 화탕지옥이었고 기가 빠지는 사기捨氣 현상으로 회사일을 하기도 힘들 지경이 되었다. 올림픽 개막식 티켓이 있음에도 참가하지 못했다. 올림픽 개막식은 내가 쑥뜸 뜨는 딱 중간, 말하자면 쑥뜸의 클라이맥스에 있었다. 당시 올림픽위원회와 관계가 있어서 아주 좋은 자리가 제공됐지만 그 당시는 올림픽 관람보다 쑥뜸이 더 중요했다. 어디가 아파서 뜨는 뜸이 아니었다.

"사내자식이 물려 죽으려거든 호랑이한테 물려 죽을 일이지…"가 계속 내 머릿속을 놓아주지 않았던 것이다. 에라 호랑이한테 물려 죽어보자, 어디! 오기라면 오기였다. 결국 40여 일을 떴다. 뜨는 동안, 부작용이라는 설사도 되게 왔다. 부부 관계 하지 말라, 생선회 먹지 말라, 오이 먹지 말라… 등등의 금기도 잘 지켰다. 쑥뜸 효과에 대한 반응은 1개월쯤 지나 친구들에게서 왔다. 사우나에서 같이 목욕을 하던 친구들이 의아한 얼굴로 물었다.

"무슨 보약을 너 혼자 먹었길래 얼굴이 달덩어리처럼 됐냐?"

"얼굴이 깎아놓은 밤 같다."

"피부가 여자 같아졌네! 이 자식 뭘 먹은 거야?"

허물없는 친구들은 그러나 "70에도 아들 낳는 비결은 쑥뜸밖에 없다"는 내 말(사실은 인산 선생 말씀)에 반신반의하면서도 두세 명이 쑥뜸 뜬다고 달려들었다가 한 열흘만에 포기하고 말왔다. 끝내면서 "엄마야!"를 열 번은 불렀다고 한다. 내가 그 친구들에게 던진 말은 이것이다.

"빈대 같은 놈들!"

동갑내기 아저씨가 나이 확인하더니
"아무리 봐도 내 아우뻘로 보이네"

다시 무대는 '죽염의 날'을 맞은 함양 인산가로 옮긴다.

"그 이후에도 가끔 쑥뜸을 떴습니다. 죽염도 많이 먹는 편입니다. 죽염에 마늘 푹 찍어 먹는 짭짤한 여름도 체험했습니다. 그리고 보시다시피 건강하게 삽니다."

간단하게 인사말을 끝내고 내려오니까 할아버지, 아니지 아저씨 한 분이 내 곁으로 다가왔다.

"올해 몇이시오?"

내 나이를 묻는 것이었다.

"왜요?"

"아 그냥… 알고 싶어서…."

내가 나이를 밝히자 이 할아버지 하는 말.

"어엉? 나하고 동갑이라구?"

할아버지가, 아니 아저씨가 나더러 동갑이라니 기분 별로네 정말!

"주민증 있으시오?"

그거 없는 대한민국 어른도 있남? 기분은 좋지도 나쁘지도 않았지만 일단 깠다. 그는 주민증을 자세히 들여다보았다. 그러더니 픽 웃었다.

"맞네. 근데 아무리 봐도 내 아우뻘이야."

"아! 네, 형님!"

졸지에 나는 그의 아우가 되었고, 그가 멀어지자 또 한 사람이 다가왔다. 이번엔 여성이었다.

"저는 김재원 씨 팬이예요. 피부 참 고우셔요. 근데 몇 살이신데요?"

팬이라면서 뭐, 나이도 모르나? 할 수 없이 또 깠다. 그날은 기념식에 참석하느라고 점심도 굶었다. 배가 고파 식당으로 갔다가 밥은 없고 떡도 다 나갔다는 바람에 맥이 빠져 주저앉았다가 또 불심검문(?) 좋아하는 분들에게 걸려 주민증을 까야 했다. 결국 모두 다섯 번을 깠다.

그분들은 내게 죽염마늘 먹으라는 얘기도 더 많이 하고 칼럼도 더 많이 써 달란다. 당연히 그래야지!

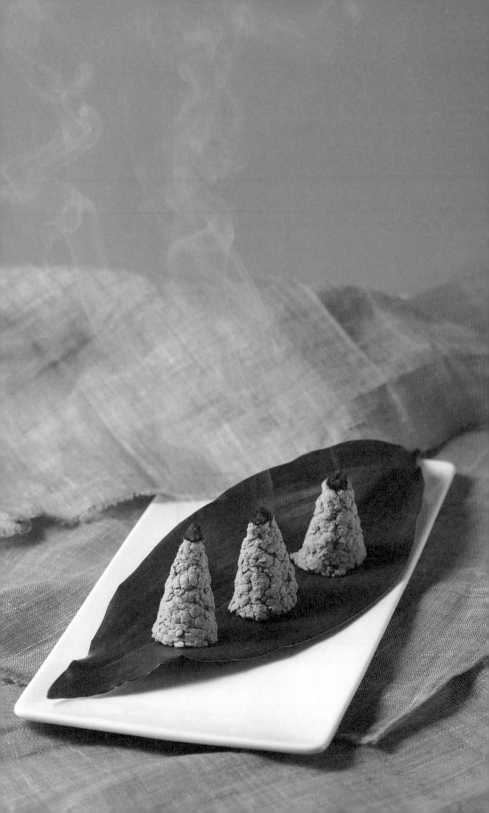

짜디짠 죽염마늘
1,000통 먹으며
마주보고 깔깔 웃는 엽기 부부

'인산죽염 피부 관리' 받고 생뚱맞게 젊은 오빠
아내와 함께 40여 일간 1,000여 통 마늘 먹다

그해엔 마늘 좀 먹었다. 소금도 좀 먹었다. '좀'이 얼마만큼인가 묻고 싶은 독자가 있을 것 같아 밝혀두는데, 이걸 분명히 하는 이유는 죽염마늘을 적어도 이 정도는 먹어야, 아니 죽염마늘을 먹으려면 이만큼은 먹어야 효과가 있다는 소리를 하고 싶어서다. 그해엔 약 45일간 마늘 7박스(1,000여 통)를 먹었다.

죽염은, 다른 사람은 감히 입에 넣지 못할 만큼 시독하리 만큼 많고 짜게 아내와 먹었는데 지난해와 비슷한 분량이다. 나는 한 번에 10통씩 하루에 2번, 아내는 한 번에 5통씩 하루에 2번. 부부가 하루 평균 30통의 마늘을 해치운(?) 셈이다. 중간중간 먹지 못한 날도 있다. 신문지 2장 쫘악 펴서 깔고, 그 위에 여름내 먹은 마늘 껍질 모으니 엄청 났다. 그럼 이제 왜 그 많은 마늘을 짠 죽염에 찍어 먹었는지 얘기해야겠다.

나는 1986년 인산가가 서울에 진출했을 때부터 계속 죽염을 먹고 있다. 글자 그대로 '죽염의 생활화'였다. 아침에 일어나면 죽염으로 양치질을 한다. 덕분에 이 나이에 틀니나 임플란트 때문에 고민한 일도 없다. 오죽하면 내 치과 주치의가 "김 사장 같은 환자 열 명만 있으면 치과 의사 다 굶어죽겠다"고 했을까? 그 치과 의사가 인산가에서 죽염 사는 법 가르쳐달라더니 얼마 후 스케일링을 하러 가보니, 드레싱 워터를 죽염수로 바꿔 쓰고 있었다. 자신의 서울대 동기 치과의들도 죽염수의 효능에 대해 잘 알고 있다는 것이다.

내시경검사에서 암이 되는 선종 생겼다는데
김윤세 회장 "걱정 없으니 죽염마늘 드세요"

죽염을 생활화하면서 나는 어딜가든 건강하단 소리는 빼놓지 않고 듣게 됐다. 1988년에 첫 쑥뜸을 뜬 이래 매년은 아니지만 자주 뜸을 떠서 피부도 탄력 있고 윤기가 난다. "야! 너, 어디서 피부 관리 받냐?" "나! 인산쑥뜸 피부 관리 받는다, 왜? 쑥뜸 뜨거운 맛 좀 보여줄까?" 이러면서 친구들과 흥겨운 얘기를 주고받는다. 단전에만 쑥뜸을 뜨다가 중완에도 떠보니 헬스클럽 사우나에 가면 "배꼽 세 개신 분, 납시오!" 하며 놀리는 멤버까지 생겼다.

그러다가 한 2년은 죽염과 떨어져 살기도 했다. 서울을 떠나게 되면서 차츰 죽염과 멀어지게 됐다. 그것이 빌미가 되었을까? 2011년 봄 삼성병원에서 종합건강검진을 받았는데 마취에서 깨어나 일어나 보니 간호사 한 분이 무시무시한 얘기를 건넨다. 대장 내시경에서 용종이 몇 개 발견되어 떼어냈는데 용종 외에도 선종으로 추측되는 조직도 있어서 조직검사를 의뢰했다는 것이다. 조직검사 결과가 나온 후에라야 내시경으로 떼어낼지 개복수술을 해야할지를 결정할 수 있다는 것이었다.

기분 정말 꽝이었다. 거의 2년에 한 번씩 고대안암병원이나 일산 암센터에서 내시경검사를 할 때마다 '깨끗해! 아무 일도 없어!'를 습관처럼 외치던 내게 용종, 선종 운운하니 기분이 말이 아니었다.

내 모교의 부속병원이자 수십 년간 드나들던 고대안암병원에서 다시 내시경검사를 했다. 역시 선종 2개를 제거했는데 결과는 6개월 후에 검사를 다시 해야 안다는 것이었다. 말하자면 악성일 경우, 즉 암일 경우 향후 6개월 사이에 더 자라거나 옆으로 번지거나 할 것이니 그때 보자는 것이었다. 기분 정말 꽝꽝이었다.

김윤세 회장께 전화했다. 내 얘기에 놀라지도 않는 심 회상.

"〈신약神藥〉 자주 읽으셨잖아요? 뭘 걱정하십니까? 그냥 마늘을 통째로 구워서 죽염 푹푹 찍어서 매일 드세요."

그 후에도 죽염마늘을 먹으며 수십 통의 전화가 오갔다.

"용종이고 선종이고 암이고 아무것도 아닙니다. 죽염마늘 열심히 먹으면 말기 암 환자도 다 일어났습니다. 몸에 원기가 떨어지면 용종 같은 것이 일시적으로 생겼다가 원기가 회복되면 또 없어지고 합니다. 그런 걸 가지고 내시경이니 수술이니 하고 요란을 떠는데 죽염에 구운마늘을 푹푹 찍어서 드세요!!!!!"

김 회장의 충고는 진짜 짱이었다. 그래서 시작된 죽염마늘 파티였다. 작년 여름에서 가을까지 몸이 소금에 절도록 짠 죽염에 통째 구운마늘을 아내와 함께 찍어 먹었다. 아무리 빨리 먹어도 그 정도 양을 먹으려면 30분 이상 걸리는데, 그 모습을 상상해보시라.

아내와 나는 먹다가 서로 얼굴을 쳐다보며 "우리 부부는 몬도 가네야! 진짜 엽기 부부야!"하며 포복절도에 요절복통에 가가대소하느라 짠맛을 잊기도 했다. 내가 죽염마늘 먹는 걸 소홀히 할까 봐 그 못 견디게 짠 죽염마늘 파티에 동참해준 아내의 사랑과 정성이 눈물이 날 만큼 고맙다.

묽고 가늘던 변, 굵고 질이 좋은 황금변 되고
70 넘어 회춘하는 방법, 쑥뜸과 죽염마늘이니…

그렇게 짭짤한 여름이 갔다. 마늘 방귀 뿡뿡 꾸며 깔깔 웃는 엽기스런 여름이었다. 죽염마늘 먹으면 방귀가 참 많이 나온다. 냄새 또한 죽여준다. 질식할 것 같다며 창문 열라고 아우성치던 친구도 있었다. 그래도 서운하지 않고 우습고 유쾌하기만 하다.

선종을 떼어낸 후 6개월…. 다시 한 번 내시경검사를 한 후 주치의가 들려준 말.

"아무것도 없네요. 깨끗합니다. 선종이니 암이니 전혀 걱정할 게 없습니다. 앞으로는 예전처럼 2년에 한 번씩 검사나 받으세요."

오! 감사합니다. 죽염님! 마늘님! 아니 인산 선생님! 기분은 날 아갈 듯했고 인산죽염과 마늘에 대한 신뢰감은 하늘을 찌를 듯 충천했다. 죽염과 마늘 효과는 참으로 대단하다.

한국동란이 있던 해에 장염을 앓은 이후 가늘기 그지없고 설사에 가깝던 변이 이제는 황금변이 되고 굵어졌다. 친구들이 그 얘기를 듣더니 이렇게 받아친다.

"그래 니 똥 굵다. 좋겠다."

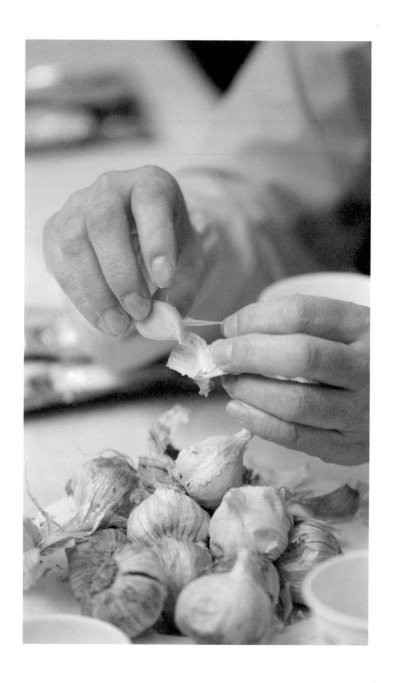

누렇다고 다 황금은 아니다
짜다고 다
나쁜 것은 아니다

인산죽염에는 미네랄 성분도 들어 있고
아홉 번 구워 알칼리성이 강해

짠 것은 다 나트륨이니 먹지 말라고 하는 일부 신문의 보도와 텔
레비전 건강 프로그램 출연진의 소금에 대한 염려는 국민 건강
을 위한 충정으로 보이기도 하지만, 그 안에 묵과할 수 없는 오류
가 있다. 짠 것은 모두 해로운 것으로 보는 시각은 천동설의 원시
성마저 느끼게 한다. 짠 것이 다 유해 성분이라면, 누른 것은 다
황금이란 말인가? 이러한 사고에 대해서 저 유명한 〈돈키호테〉의
작가 세르반테스의 의견을 들어보자. 그는 이렇게 말했다.

"누렇다고 다 황금은 아니다."

그러니까 황금이 누렇다 해서, '누런 것은 모두 황금이다'라는
사고는 사물의 다양성을 무시한 편견, 또는 획일화된 사고라 할

수 있다. 더구나 한 사물이 지닌 다양한 성분에 대한 고찰이 전혀 없는 일방적인 편견은 때로 위험하기까지 하다. 누런색의 사물이 하나둘이 아니듯 짠 성분의 소금이 지닌 다양성 역시 우리가 인정하고 받아들여야 할 상식이다.

예를 들어 인산죽염은 분명히 짜다. 그러나 인산죽염의 경우는 미네랄 성분이 함유되어 있어, 일반적으로 짠 소금이 지닌 나트륨의 유해성과는 구별되어야 한다.

단세포적인 안목으로 본다면 짠 것은 다 유해 성분이어야 하고, 누른 것은 다 황금이어야 한다. 하지만 분명한 건 누른 게 다 황금이 아닌 것처럼, 짜다고 다 유해 성분은 아니라는 점이다. 인산죽염은 천일염을 대나무통에 넣어 고온^{高溫}에 아홉 번을 굽는 동안 산성에서 알칼리성으로 성분이 변했고, 인산죽염 속에 포함된 미네랄이 우리 체내에 들어가 미치는 영향은, 소금 속에 포함된 나트륨 성분을 변질시킬 수도 있다.

30여 년 동안 인산죽염 먹는 나는
치아, 내장 기관, 스태미나 다 좋아져

필자는 인산죽염 마니아다. 나만 마니아가 아니라 내 아내 역시 그렇다. 마니아도 그냥 마니아가 아니라 내 아내 표현에 의하면 '인산죽염에 푹 절여진 인생!'이다. 아침에 일어나면 첫 번째 하는 일이 분말 죽염으로 하는 양치질. 더욱이 양치한 물을 뱉지 않고 그냥 삼킨다. 덕분에 치과에 갈 일이 별로 없다. 그래서 내 치과 주치의는 "김 사장 같은 사람 열 명만 있으면 치과 의사 다 굶어 죽겠다"는 소리를 툭하면 한다.

만일 참으로 짠 것이 몸을 망친다고 하면 그래서 고혈압이 되고 거기에 다른 질환까지 섞어 마침내 종말을 맞는다면, 정말 그렇다면 30여 년 넘게 '죽염을 생활화'한 나 같은 사람은 이미 죽은 목숨이어야 하는데 아직 쌩쌩하다.

앞에서 나는 물질이 지닌 양면성에 대해서 얘기했는데 소금도 마찬가지다. 소금도 모두 다 똑같은 소금이 아니다. 천일염이 있고 정제염도 있다. 가장 좋은 소금은 천일염으로 되어 있다.

짜다면 무조건 몸에 해롭다는 말은
소금과 미네랄 구분도 못 하는 싱거운 소리

아시다시피 천일염은 칼슘이나 마그네슘, 아연, 칼륨과 같은 무기질이 풍부하다. 그래서 체내에 흡수되면 칼륨 성분(고구마, 우유, 무, 배추 등에 들어 있는)에 의해 나트륨이 대부분 배설된다. 그래서 성인병으로부터 우리 몸을 지킬 수 있는 기회가 생긴다. 그러니 오로지 짠맛만 남아버린 정제염의 짠맛을 인산죽염과 비교하는 것은 틀린 말이다.

그렇다면 천일염만을 대나무통에 넣어 고온에 9번을 구워 만든 인산죽염은 어떤가? 왜 똑같이 짜기는 짠데 30여 년 동안 인산죽염을 아주 짜게 먹은 나 같은 사람은 건강에 걱정이 없는가? 객관성 유지를 위해 우리나라 최대 포털 사이트인 네이버의 '지식 in'에 언급된 죽염 관련 부분을 그대로 옮겨본다.

"서해안 천일염을 대나무 속에 넣고 황토 흙으로 막아 송진 불로 고온에서 구워낸 소금입니다. 소금이 함유한 독소가 제거되고 대나무와 황토흙의 미네랄이 함유되어 면역을 강화하는 건강에 도움이 되는 가공염에 속합니다. 9번의 과정을 반복하여 구워낸 9회 죽염이 효과가 가장 좋으나 굽는 과정의 반복으로 비용이 비싼 것이 흠입니다."

위에서 검토한 바와 같이 앞뒤 안 가리고 '짠 것은 무조건 나쁘다'는 편견이야말로 싱거운 소리에 속한다. 인간은 물론이고 모든 사물의 다양성에 대해 적정한 언급 없이, '짠 것은 무조건 인체에 해롭다'는 주장은 싱거운 소리를 훨씬 뛰어넘는, 짠 것에 대한 일종의 미신이라 하지 않을 수 없다. 적어도 언론이라면, 또는 방송 출연자라면 소금의 종류와, 해롭지 않은 짠맛에 대해서도 알아보고 얘기하는 게 짭짤한 언론, 짭짤한 출연자의 할 일이 아닌가 생각된다.

4

싸이는 알랑가 몰라 인산죽염을
젠틀맨은
인산죽염으로 날씬해져야지

언제나 땀범벅인 싸이에게
휴대용 인산죽염이라도 주고 싶다

'젠틀맨'으로 돌아온 월드스타 싸이의 새 뮤직비디오 '젠틀맨'이 전 세계를 휩쓸었다. 뮤직비디오가 공개된 지 이틀 만에 조회수가 자그마치 5,000만을 돌파했다. 그래서 빌보드는 물론이고 미국의 CNN 이나 영국의 〈디 인디펜던트〉 등 세계적인 매스컴들이 "우리가 김정은의 평양보다 서울에 더 관심이 있는 건 서울에 싸이가 있기 때문이다"라고 대서특필할 정도. 나는 그런 매스컴 보도보다는 '젠틀맨' 가사에 관심이 더 많다.

'알랑가 몰라 왜 화끈해야 하는 건지 / 알랑가 몰라 왜 말끔해야 하는 건지'로 시작되는 '젠틀맨'의 첫 구절이 불리자마자, 나는 그 가사에 유독 관심이 갔는데 갑자기 내 머릿속에서 그 첫 구절이 일순간에 개사改詞가 이루어졌다.

'알랑가 몰라 왜 짭짤해야 하는 건지 / 알랑가 몰라 왜 싱거우면 안 되는지'

여기까지만 읽으셔도 눈치 빠른 독자들은 내가 개사한 내용이 무엇을 의미하는지 아실 것이다. 또 내가 싸이의 상암동 공연을 녹화중계로 보면서 이 가사 구절을 왜 개사했는지도 대강 짐작이 가시리라 믿는다.

세계를 땀으로 휘어잡은 싸이에게
인산죽염은 플러스 알파

나는 사실 싸이가 '강남스타일'을 부를 때부터 그가 흘리는 땀에 대해서 많은 생각을 했다. 저 정도로 땀을 흘리면 체내에서 염분이 다 빠져나가 몸이 허해질 텐데 하는 생각. 또는 저 정도 땀 흘리고 저 정도 열정적으로 매달리면 성공 못 할 사람 어디 있겠나 하는 생각을 계속 하고 있었다. 그렇다고 내가 싸이의, 기준을 약간 넘긴 비만을 끔찍하게 걱정하고 있는 것은 아니다. 체질에 따라 식생활 습관에 따라 누구나 비만일 수도 있고 아닐 수도 있다. 그러나 약간이라도 과체중인 사람이, 그 과체중으로 해서 큰 성공을 방해받고 있다면 그 과체중에 대해선 걱정하지 않을 수 없는 것이다.

물론 싸이는 그 체중, 그 체격을 기반으로 그만한 노래가 나온다는 것도 모르지 않는다. 반대로 날씬한 가수도 많지 않은가? 싸이와 절친이고 약간 갈등이 있었다곤 하나, 계속 싸이와 친구인 독도지킴이 김장훈의 체격은 거의 표준에 가깝거나 표준 이하일 수도 있다.

그러니까 가수는 체중으로 평가되는 대상이 아니다. 싸이가 노래하는 모습은 정말 아름답다. 여기서의 아름다움이란 눈으로 보는 아름다움만이 아니라, 뿜어 오르는 열정과 그칠 줄 모르는 춤과 움직임 그리고 이 모든 것에서 비롯되는 뜨거운 땀을 의미한다.

그런데 만약 싸이가 그토록 흘린 땀을 인산죽염으로 보충할 수만 있다면 우리는 팬으로서 그의 건강에 대해서 걱정하지 않아도 될 것이다. 인산죽염은 우리들 인생에 '플러스 알파'다. 성공하는 사람들에게 있어, 건강관리는 더 없이 중요한 항목이며, 인산죽염은 단연 '플러스 알파'의 기능을 혁혁하게 보여줄 것이다.

싸이만큼 땀 흘리면
누구나 성공할 수 있다

싸이의 '강남스타일'을 흥얼거리며 말춤을 춘다거나 '젠틀맨'의 첫 구절 '알랑가 몰라 왜 짭짤해야 하는 건지'를 흥얼거리면 이내 신이 난다. 내가 싸이를 사랑하는 것은 끊임없는 열정과 한 길로 전력 집중하는 그의 태도 그리고 무대와 공연을 이해하는 그의 재능 때문이다. 성공이란 정해진 아이템(사업이면 사업, 공부면 공부)에 대한 남다른 집중을 의미한다. 집중과 함께 남보다 창의적이어야 하고 시대의 트렌드에 뒤떨어지지 않아야 한다.

나이가 들면 사람의 눈과 마음은 무뎌지기 마련이다. 눈부시게 변해가는 'it 시대=디지털 시대'에 아직도 아날로그에 머물러 있다면, 시대에 뒤떨어지는 것이고 성공에서 점차 멀어지게 된다. '아날로그=오프라인'에 머물러 있는 것은 앞서가기 싫다는 뜻이고 땀 흘리기 싫다는 얘기가 아닐까? 그러면 더욱 뒤떨어지고 더욱 성공과 멀어진다. 나는 이 시대에 뒤떨어지기 싫어 하루 10여 시간 가깝게 컴퓨터에 매달리고 페이스북 관리에도 열정을 다하며, 이를 바탕으로 우리 시대 최고령의 파워블로거가 됐다. 내 자랑이 아니라 그러지 않고는 시대에 낙오된다는 얘기다.

싸이는 과하리만치 집중하는 우리 시대 최고의 엔터테이너이다. 그는 '강남스타일'이 나오기 이전부터 'it=온라인'에 포커스를 두고 음악을 준비했다고 한다. 노래의 리듬과 편곡, 가사 내용까지 아날로그 정서에서 벗어나려고 애썼다는 뜻이다. 그래서 '젠틀맨' 뮤직비디오는 공개된 지 이틀 만에 조회 수 5,000만을 넘겼고, 음원 공개 2주 만에 빌보드 메인 차트 5위에 올랐다.

그러나 거기서 머무르면 아무것도 아니다. 싸이가 더 발전하기 위해선 얼마간 과체중으로 보이는 그의 건강이 그의 성공을 받쳐주도록 해야 한다. 어떤 성공에도 '건강 없는 성공'은 존재하기 힘들다. 싸이가 앞으로 30~40년 이상 더욱 열정적으로 롱런하려면 건강이 그의 성공을 방해하지 않도록 하는 관리가 필요하다.

현재 싸이에게 가장 필요한 것은 땀과 체중 관리에 있다. 그 정도라면 먼저 인산죽염이 그의 생활과 함께해야 한다. 그가 들을 수 있도록 신나게 흥얼거려본다.

'알랑가 몰라 왜 짭짤해야 하는 건지 / 알랑가 몰라 왜 싱거우면 안 되는지'

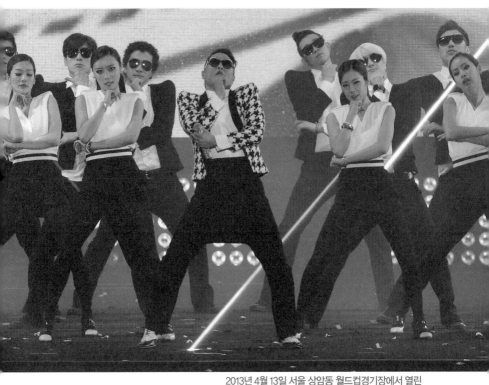

2013년 4월 13일 서울 상암동 월드컵경기장에서 열린
싸이의 '해프닝' 콘서트 현장 ©조선일보

5

군대 간 아들
짭짤하게 키웁시다
인산죽엽 보내줍시다

군사분계선 너머로 보이는
북한 병사의 가슴 아픈 모습

나는 이 시대에 태어난 사람치고는 참 운이 좋은 사람이다. 직업
이 저널리스트인 관계로 다른 사람은 갈 수 없는 데도 많이 가보
았고, 다른 사람은 잘 못 만나는 사람도 많이 만날 수 있었으니
이런 행운은 흔치 않다고 생각한다.

몇 년 전 군사분계선을 넘어 북한의 개성을 방문할 기회가 있
었다. 예전에 경제인들과 함께 평양에 갔을 때는 비행기로 중국
을 경유해 도착했는데 이번에는 육로를 통해 군사분계선을 넘게
되니 가슴이 두근거리며 한껏 긴장이 됐다.

때는 11월, 서울은 아직 춥지 않았지만 북으로 갈수록 기온은
내려갔다. 떨리는 마음으로 군사분계선을 넘어 북한 땅에 들어섰

을 때, 나는 눈을 의심할 지경이었다. 우선 군사분계선을 넘기 직전에 만난 남한의 군인들은 180cm을 넘는 훤칠한 키에 꼿꼿한 체격이었고, 눈 위를 굴러도 춥지 않을 만큼 두툼한 파카를 입고 얼굴에는 투지와 여유가 가득했다. 그런데 군사분계선 북쪽의 군인들을 보자 가슴부터 아파 왔다. 키가 160cm 정도나 될까? 소년병 같은 앳된 모습에 아직 방한용 옷은 배급이 안 됐는지 얇은 상의 차림이었다.

군인만 남북이 다른 것이 아니라 산하도 달랐다. 군사분계선 남쪽은 차창으로 보이는 산에 나무가 무성했다. 그러나 군사분계선 북쪽은 벌거숭이 민둥산이었다. 같은 나라의 남과 북이 아니라, 전혀 다른 나라를 체험하는 듯한 느낌이 북쪽에 있는 동안 계속해서 밀려들었다.

그 나이에 취업 걱정 하는 건
너무 싱겁지 않아?

한 사회의 형편이 어떠냐 하는 문제는, 젊은이들이 미래에 희망을 갖고 있느냐 아니냐에 달려 있다. 북의 젊은 군인들에게는 물론 미래가 없어 보인다. 젊은 세대에게 미래가 없는 나라는, 그 나라의 미래를 묻고 따지고 할 필요조차 없다. 북의 상황이 더 안타까운 이유는 생활의 곤궁함이 지나치다는 점도 있지만 그보다 지도자들이 젊은 세대에게 안겨줄 미래를 준비하지 않고 있다는 점이다.

남한의 상황은 어떤가? 지난해 가을 강원도 고성군 황종국 군수의 초청으로 그곳에 갔을 때 군 장병 몇몇과 잠시 얘기를 나눈 일이 있다. 모두들 명랑하고 활기차고 멋있었다. 두 명은 대학 재학생, 하나는 재수생이었고, 셋은 고교 졸업 후 취업을 준비하다가 입대했다고 한다.

스무 살, 스물한 살의 새파란 청춘에게는 그에 맞는 벅찬 비전이 있어야 한다. 성사 여부는 나중 문제로 우선은 가슴에 품을 큰 꿈이 있어야 한다. 그것이 있고 없음에 따라 그 미래가 좌우되는 것이다. 그런데 그들이 하나같이 하는 소리는, 제대 후 또는 졸업 후의 취업 걱정이었다. 미래를 위한 푸른 꿈을 얘기해야 할 나이인데, 겨우 취업 걱정을 하고 있다니. 모두들 '제대하면 무엇을 위해 어떻게 도전하겠다'는 구상은 갖고 있지 않았다.

북한의 병사들과는 달리 우리 장병들은 의식주에 별반 어려움이 없으며 군복무의 고단함과 긴장감을 내려놓을 여가와 휴가도 보장돼 있다. 사회와의 단절과 불투명한 미래에 함몰될 이유가 없는 이 나라의 미래 주역인 것이다. 그런데도 그 창창한 나이에 취업이나 걱정하고 있다니 안타까울 뿐이다.

꿈이 없는 아이들은 싱겁게 자란다. 야무진 꿈이 가슴에 가득해야 사람이 좀 짭짤해지는데 꿈이 없으면 싱건지가 되는 것이다. 우리가 흔히 짭짤하다고 말할 때 그건 '진국'을 의미한다. 네이버 국어사전은 '짭짤하다'라는 한 형용사의 뜻을 이렇게 설명

1장_짭짤한 인생

하고 있다.

① 감칠맛이 있게 조금 짜다.
② 일이나 행동이 규모 있고 야무지다.
③ 일이 잘되어 실속이 있다.
④ 물건이 실속 있고 값지다.

덧붙여 '짭짤하다'는 보다 구체적으로 실감나게 표현하기 위해 미각으로 나타낸 말이라는 설명이 이어진다.

① 감칠맛이 있게 조금 짜다. → 짭짤하게 끓인 된장국은 입맛을 돋운다.
② (물건이) 실속 있고 값지다 → 수입이 짭짤하다. → 부업으로 짭짤한 재미를 보았다. → 가게가 이래도 짭짤한 물건이 많다.

입대한 아들 '감칠맛+규모+실속' 있게 키우려면
죽염 보내주자

저 파랗고 앳된 젊은 병사들에게 어떻게 하면 짭짤한 미래를 줄 수 있을까를 정치인들은 고민해야 한다. 그것이 정치인의 본업이 되어야 한다. 그러나 정치인들이 젊은 병사들의 '짭짤한 꿈'을 키우는 일엔 관심도 없고 별다른 방법도 없는 것 같으니, 우리가 직접 젊은 아들들을 짭짤하게 키워야 한다.

입대한 아들에게 매월 짭짤한 죽염을 보내주는 어머니가 있다. 입대 전 위장염을 앓다가 죽염을 먹고 나은 아들을 위해서 지금도 죽염을 보내고 있는 것이다. 군대에 가면 젊은이들은 획일적인 단체 생활 속에서 싱건지가 될 수도 있다. 그렇게 되면 젊은이들의 꿈조차 실속 있게 짭짤하지 않고 싱건지가 될 수 있는 것이다.

꿈은 짭짤해야 한다. 특히 젊은 꿈은 싱거워선 안 된다. 짭짤하게 키우자, 군대 간 우리 아들. 그래서 매달 짭짤한 인산죽염을 잊지 말고 보내주자.

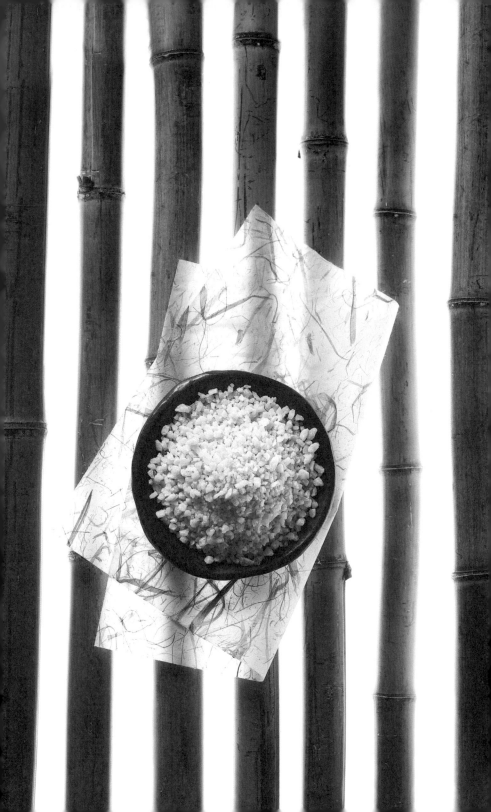

6

대한민국에서
핸드폰만큼
중요한 것은?

헬스클럽 러닝머신에 인산죽염 갖다 놓고
조깅하던 여성 눈에 맺힌 눈물의 의미는…

이런 광고 보셨는지요?

"핸드폰 없이 사느니 군대 두 번 가겠다는 그 애, 그 앤 핸드폰
에 뭘 깔았대?"

우리나라에서 두 번째로 크다는 대형 포털 사이트 다음Daum
광고다. 오죽하면 핸드폰 없이 사느니, 모든 것과 단절된 군대를
두 번 가겠다고 했을까. 그만큼 핸드폰은 이제·우리에게 없어선
안 될 산소나 밥 같은 존재가 되었다.

그런데 건강하게, 그야말로 120세 유병장수 하려면 아예 핸드
폰과 함께 꼭 있어야 할 것이 또 하나 있다. 무엇인지 궁금하지
않으신가?

헬스클럽에 운동하러 갔다가 눈이 번쩍 뜨인 그것. 핸드폰만큼 중요한 건 인산죽염이었다. 러닝머신에 인산죽염을 갖다 놓고 땀 뻘뻘 흘리며 뛰고 있는 50대 여성이 나를 보고 웃는다. 그 여성에게 다가가 이런저런 얘기를 하다 보니 인산죽염을 입에 물고 달리는 이유를 잘 알게 됐다.

"내가 이래 봬도 인산죽염 마니아라니까요. 10년도 훨씬 넘었어요. 우리 아버지 살아 계실 때 저를 데리고 이 헬스클럽을 다니셨는데…." 그러더니 더는 말을 잇지 못하고 눈시울이 붉어진다.

결혼한 외동딸을 곁에 두고 사시던 아버지. 사위와 딸을 함께 헬스클럽에 데리고 다녔는데 자신도 죽염을 애용하시고 사위와 딸에게도 권하셨다고. 나를 만나던 날엔 마침 인산죽염 휴대 용기가 없어져서 아예 통째로 들고 나왔다고 한다. 조깅할 때는 물론 운동하는 내내 죽염을 입에 물고 있다고…. 눈치 빠른 분은 이미 예측했겠지만 이튿날 나는 그 여성에게 휴대용 인산죽염 용기를 10여 개 갖다 주었다.

등산·조깅 후 맥주 벌컥벌컥
땀 흘린 뒤에는 맥주보다 인산죽염

여름에 운동 안 하는 사람은 겨울에도 안 한다. 겨울에 운동 안 하는 사람은 봄에도 가을에도 안 한다. 그러니까 그 사람은 1년 내내 운동을 안 한다. 운동은 여름 운동이 제일이다. 여름에 하는 운동은 우선 땀이 기분 좋게 흐른다. 우리 몸에서 가장 정직한 땀. 내가 운동하고 있다는 몸의 반응. 자신이 대견스럽게도 운동하고 있음을 일깨워주는 기분 좋은 결과다.

물론 등산에서도 땀은 무지무지 흐른다. 여름 등산에선 올라갈 때도 땀, 내려올 때도 땀, 결국 온몸이 땀으로 샤워를 하는 꼴이 된다.

운동이나 등산을 하며 흘리는 땀과 그 더위를 대하는 걸 보면 그 사람의 건강 상식과 몸에 대한 이해도를 알 수 있다. 땀이 흐른다는 것은 염분도 같이 체외로 발산됨을 말한다. 우리가 땀 흘리고 나서 목이 마른 건 체외로 발산된 염분을 보충하라는 신호다. 그런데 땀이 흐르도록 운동과 등산을 한 후에, 그래서 체중도 좀 줄어드는 기분 좋은 순간에, 맥주 벌컥벌컥 마시면 산 오르나마나, 운동 하나마나, 땀 뻘뻘 흘리나마나가 되어버린다.

그러니까 미리미리 휴대용 인산죽염 용기를 가지고 다니다가 산에 오르면서 땀나기 전 입에 물고 녹여 먹고, 운동하다 땀 흘리면서 인산죽염 입에 넣고 녹여 삼키고⋯. 그런데 놀라운 건 그렇게 인산죽염 입에 물고 땀 흘린 날은, 그렇지 않은 날에 비해 갈증이 덜 난다는 사실이다. 땀을 흘리면서 소진한 체내 염분을 인산죽염이 충분히 보충해주기 때문이다.

한 여름 대한민국에서, 아니 21세기 대한민국에서 핸드폰과 인산죽염은 비중이 거의 같을 만큼의 필수품이다. 핸드폰은 눈이 돌아가게 변화가 빠른 시대에서 없으면 안 될 물건이고, 인산죽염은 특히 여름철엔 몸 밖으로 나가는 염분, 다시 말해 기氣를 보충해주는 필수품인 동시에, 몸 전체의 에너지를 배양하고 생성해주는 절대 영양제이다.

여름철 땀 뻘뻘 인산죽염, 핸드폰과 함께 없으면 안 되는 또 한 가지 필수품은?

그런데 또 한 가지가 있다. 땀 뻘뻘에 덥고 짜증나고 밤엔 잠이 오지 않고, 그야말로 기력 쇠진 할 때 먹는 것 말고 꼭 있어야 할 것은 무엇인가?

한마디 말씀이다. 한 남자와 한 여자가 결혼해서 오래 살다보면, 꼭 있어야 함에도 잊어버린 한마디 말씀… 사랑한다! 그 한마디 말씀이다.

내가 그 얘기를 인산죽염 물고 러닝머신에서 땀 뻘뻘 하던 50대 여성에게 들려주었다. 무더운 여름날 기운이 없을 때 사랑한다는 말 한마디는 바닷바람 같은 청량제라고. 그랬더니 그 50대 여성이 눈을 가늘게 감고(아니 뜨고 있긴 뜨고 있었다) 잠시 생각을 하더니 "아 그러고 보니 우리집 남편, 이 작자가 사랑한다 소리 한 게 언제지? 작년인가?" 한다.

역시 인산죽염 먹고 짭짤하게 사는 여성이라 재치도 그만이다. 부부 사이만이 아니다. 부모 자식 사이, 친구 사이, 시누이와 올케 사이, 멀지도 않은데 멀게 지내는 사이, 회사 동료 사이…. 그런데 특히 부부는 오래 살다 보면 인스피레이션이 다 날아가서 그런가? 사랑한단 소리 안 하고 지내는 것이 습관이 된다.

"내가 사랑한다고 안 그래도요 내 아내는 내가 자기를 사랑하는 거 다 알고 있다구요."

이렇게 말하는 사람은 모두 다 꼴통이다. 아! 뭐, 그걸 몰라서 사랑한다 소리 듣고 싶어 하겠는가? 말 한마디 끝나면 까르르 웃던 그 50대 여성은 소녀처럼 명랑했다. 그런데도 얼굴 사진 한 장 찍자는 필자의 요청을 부드럽게 거절한다. 대신 러닝머신에 놓인 인산죽염은 마음대로 찍으란다. "아니, 그럼 뭐, 인산죽염 촬영하는데도 허가 맡아야 되는 줄 아시나요?" 하는 내 지청구에 우린 또 한바탕 웃었다. 운동을 마치고 난 한여름밤의 통쾌한 웃음이었다. 입에 인산죽염을 가득 문 채 말이다.

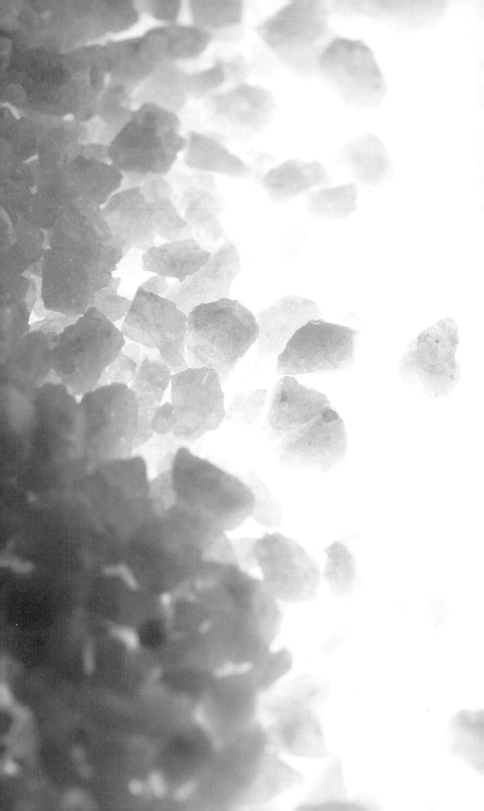

7

빈대냐, 호랑이냐
이것이
인생이다

단 한 권의 책을 찾기 위해 그 많은 책을
단 한 사람을 만나기 위해 그 많은 사람을

인연에 대해서 얘기하는 사람이 많다. 만남에 대해서 얘기하는 사
람도 많다. 한 번 만나면 우연이고 두 번 만나면 인연이다. 세 번
만나면 필연이고, 네 번 만나면 운명이라고 말하기도 한다. 젊은
친구들이 여자를 유혹할 때 하는 소리라고 하지만, 젊은 사람에
게는 구구절절 이런 얘기를 할 필요가 없다. 젊음은 유혹이라는
것에 별 의미를 두지 않는다. 왜냐하면 유혹이라는 말을 쓰지 않
아도 맺어짐과 헤어짐에 속박이 없기 때문이다. 마음대로 맺어지
고 쉽게 갈라서니, 맺어짐과 헤어짐에 큰 의미를 둘 필요도 없다.

인연을 놓고 별 말장난을 다 한다. "옷자락이 스치면 인연이다.
속옷이 스치면 그 반대다. 속옷이 스치면 연인이 되니까." 남자와

여자의 속옷과 관계된 만남까지도 이렇게 희화화, 개그화 해야 직성이 풀리는 세대와 함께 사는 기성세대는 그래서 숨이 찰 수밖에 없을 것이다. 그러나 우리 삶에서 운명적인 만남이 없는 것은 아니다. 우리의 인생은 어쩌면 단 한 번의 만남, 단 한 사람과의 만남에서도 커다란 변화를 맞을 수 있기 때문이다. 단 한 사람을 만나기 위해 만남과 헤어짐이 연속적으로 이어지는지도 모른다. 또는 우리의 인생은 한 권의 책을 찾기 위한 순례인지도 모른다. 책을 읽고 나서 또 다른 책을 찾는 독서 여정. 한 권의 책을 찾기 위해 서점을 여러 번 드나들고, 단 한 사람을 만나기 위해 수많은 사람을 만나는 것이 우리 인생에 정해진 운명이지 싶다.

머릿속에서 벼락이 치는 것 같던
인산 선생님과의 잊을 수 없는 만남

나에게도 그런 만남이 있느냐고 누가 묻는다면 내 대답은 물론 예스다. 서울올림픽이 개최되던 1988년 여름. 나는 그때 대한민국 최고의 여성지인 〈여원〉의 발행인이었고 〈여원〉 외에도 〈직장인〉 〈신부〉 〈젊은 엄마〉 〈소설문학〉 등 8개의 잡지를 발간하고 항상 5~6개 방송프로에 출연하고 있었다. 몸이 열 개라도 부족할 만큼 바쁘고 경황없이 하루하루를 보내고 있었다. 그러나 인산 선생님께서 서울에 친히 올라오셔서 우리 부부와 〈한국경제신문〉 사장 부부를 초대해주셨으니 열 일 제치고 나갈 밖에. 당연히 그 자리에서 쑥뜸에 대한 얘기가 나왔고 인산 선생은 내게도 쑥뜸을 권하셨다.

점잖게 그냥 "네"했으면 됐을 걸, "아, 네! 저는 지금 쑥뜸을 뜨고 있습니다" 하며 방정을 떨고 말았다.

그랬더니 인산 선생님 "얼만 하게 뜨는데?" 하고 물었다.

"네, 보리알만 하게 뜨고 있습니다."(실제로 당시 나는 어느 스님의 권유로 보리알만한 쑥뜸을 뜨고 있었다.)

그런데 내 보리알 쑥뜸 얘기가 끝나기도 전에 인산 선생께서 한말씀하셨다.

"사내자식이 물려 죽으려면 호랑이에게 물려 죽지 왜 빈대에게 물려 죽으려고 하나?"

기왕 쑥뜸을 뜨려면 최소한 5분짜리는 떠야 한다는 말씀을 하시기 전에 내게 내리신 일갈. 그 순간 나는 머릿속에서 벼락이 치는 걸 느꼈다.

빈대? 호랑이? 그 말씀은 아주 오랫동안, 지금까지, 그리고 아마 내가 이 세상을 떠날 때까지 나를 놓아주지 않을 것이다. 나는 그 후 내 인생에 많은 변화와 굴곡을 겪었다. 그 굴곡과 변화가 올 때마다 나는 스스로에게 묻곤 했다. '이건 빈대야? 호랑이야?'

인산 선생을 만난 몇 년 후 나는 사업에 실패했고 남들이 겪지 않아도 좋을 일을 줄줄이 겪게 됐다. 따지고 보면 그 일들이 모두 빈대냐? 호랑이냐? 하는 의문을 갖게 했지만 말이다. 어려운 일이 닥치면 빈대냐? 호랑이냐? 하는 물음을 던지며 새로운 문제

　　　　　　　　　　　　　　　1장_짭짤한 인생

와 맞서곤 했다. 인생에는 빈대 같은 일도 있고 호랑이 같은 일도 있다. 빈대 같은 일에는 겁먹지 말라, 가능하면 호랑이를 만나는 상황에 대해 미리 대비하라, 무엇보다 배짱이 커야 한다, 빈대에게 물려죽을 배짱이라면 사업은 애초에 시작도 하지 말라, 성공이란 꿈을 갖지도 말라는 당신의 말씀이 그 한마디 속에 있음을 나는 훨씬 후에야 깨달았다.

결국 인생이란 빈대 아니면 호랑이 만나는 것
그 한마디가 나를 배짱 있고 좀 뻔뻔하게…

내가 좀 미련하고 아둔해서 얼른 그 말씀을 알아듣고 깨우치고 대비했어야 했는데 그때는 그 의미를 미처 몰랐다. 하지만 지금은 좀 된다. 항상 호랑이를 만날 결심을 하면서 산다. 그런데 진짜 호랑이는 인산 선생이시다. 나는 역대 대통령 박정희 전두환 노태우 김영삼 김대중 노무현 이명박 등을 다 만나보았다. 사람 만나기를 좋아해서 누구든지 만났고, 직업상 필요에 의해서 만났고, 누구에게든 할 말을 하며 살아왔고 지금도 그렇고 앞으로도 그렇다. 대통령들 앞에서 쫄아본 일도 없다. 웃기기도 하고, 말하자면 자유자재였다. 그런데 딱 인산 선생 앞에선 할 말도 제대로 못하고 우물거리고 수줍어하고… 그런 식이었다. 아마도 "사내자식이 물려 죽으려면 호랑이에게 물려 죽지 왜 빈대에게 물려 죽으려고 하나?" 그 한말씀에 압도당했기 때문이리라.

8

약초부국론을 아십니까?
100년은 앞선
인산의학이…

화장실 청소가 직업이었던 부부
대상포진 걸렸다 자연식으로 완치

종편 채널의 한 건강 프로그램에서 대상포진에 걸려 오랫동안 고생하다 버섯과 고사리 등 자연식을 가까이 함으로서 완치된 전성진·윤광옥 부부를 소개한 적이 있다. 가슴 찡하도록 어렵게 살아온 두 사람이지만 어려운 시절을 헤쳐온 사람답지 않게 밝고 건강하고 환하게 웃는 얼굴이었다. 부부가 함께 화장실 청소를 하며 먹고 살았는데 암모니아에 의한 오염이었을까, 두 부부는 대상포진의 그 견디기 힘든 통증에 오래도록 시달려야 했다. 부부가 똑같이 대상포진이 다른 곳도 아닌 눈에 왔다. 말도 할 수 없는 통증 속에서 몸부림치며 살았으리라.

견디다 못한 부부는 돈을 못 벌어 굶어 죽으면 죽었지, 더는 염증에 눌려 살지 않겠다는 심정으로 산으로 들어간다. 깊은 계곡에 들어가 여러 종류의 버섯과 약초들을 캐 먹으며 살았다. 이어 대상포진은 언제 그랬느냐는 듯이 나았다. 지금도 그 부부는 산에서 산다. 공기 맑은 산에서 살며 신선한 버섯을 자연식으로 즐기니 건강할 수밖에.

그 부부 얘기를 다시금 꺼내는 것은 두 가지 이유 때문이다. 남편 전성진 씨는 산에 들어가게 된 동기를 말하면서 이렇게 운을 뗀다.

"우리나라의 풀과 나무는 거의 약초입니다."

그때 필자의 머리에 꽂힌 생각이 있다. 첫째는 만약 그들이 인산의학을 만났다면 좀더 쉽게 낫지 않았을까 하는 것이고, 둘째는 전성진 씨가 '우리나라 풀과 나무는 거의 약초'라고 한 부분에서 인산 선생의 자연을 통한 치유를 또 한번 생각하게 됐다.

산야에 널린 약초로 나라를 일으키자는
약초부국론을 주창하셨던 인산 선생의 뛰어난 혜안

인산의 필생 역작 〈신약〉을 강독한 독자는 잘 알겠지만 그 책 속에서 인산 선생은 '약초부국론藥草富國論'을 주창하셨다. 즉 우리나라는 지하자원도 별로 없고 의지할 것도 없으므로 방방곡곡 산야에 흩어진 풀, 아니 약초로 나라를 일으켜 세우자는 주장이었다.

그때 이미 인산 선생은 우리나라 산야에 흩어진 풀의 70~80% 이상이 약초임을 언급하면서 약초부국론을 제창했던 것.

이 산하에 흩어진 풀 중에 약초가 대부분이니 그 약초로서 나라를 일으키자고 최초로 활자화하고 주창하신 분이 인산이 아닌가 싶다. 인산 선생은 특히 쑥에 대해서 극찬을 아끼지 않으셨다.

"하늘이 우리에게 주신 선물 가운데 최고의 선물이 쑥이다."

인산 선생이 제창한 쑥뜸 요법으로 건강을 찾은 사람은 필자를 비롯해서 수도 없이 많다. 필자가 만나본 사람만 해도 1,000여 명은 된다. 우선 단전에 뜨는 쑥뜸만 가지고 얘기하더라도 내장 기관이 맑아짐은 물론이고 수승화강水昇火降=물기는 위로 불기는 아래로의 법칙에 의해 기氣가 위로 솟지 않고 단전에 몰리게 되어, 뇌졸중이나 뇌경색 같은 뇌 관련 급성 악성 질병의 고통과 공포에서 벗어날 수 있다. 솔직히 고백하거니와 필자는 명색이 이름깨나 알려진 사람이어서, 사업 실패 후 여러 가지 수모를 겪는 등 보통 사람으로는 겪기 힘든 쇼크에 시달리기도 했다.

만약 내가 인산 선생의 권유와 지도로 쑥뜸을 뜨지 않았더라면 나는 아마 여러 번 쇼크로 쓰러졌을 것이다. 그런데 지금 이렇게 건재한 것은 단전에 확 불을 질러 뜨거운 맛을 뵌 쑥뜸 덕분이라고 단언한다.

시대보다 100여년을 앞섰던 인산의학
지금 대체 의학이란 이름으로 매일 TV에 등장

요즘 방송을 보고 있으면 '이제야' 우리나라가 서서히 대체 의학 시대로 돌입하고 있구나 하는 생각을 갖게 된다. 여기서 필자가 '이제야'라고 말하는 것은 대체 의학을 놓고 평한다면 사실 우리나라는 한참을 앞선 선진국인데, 이제껏 무엇이 문제여서 대체 의학의 앞길을 막고 있었는지 답답하기 짝이 없기 때문이다.

최근 우리나라 TV에서 방송 중인 대체 의학 관련 프로그램만 보더라도 〈만물상〉 〈천기누설〉 〈글로벌 토크쇼〉 등 모두 거명하기 힘들 만큼 많다. 의사와 한의사들도 이 프로그램에 출연해서 우리나라의 수많은 약초 효능과 복용시 주의할 점 등을 논하고 있다.

그런데 필자처럼 일찌감치 인산의학과 가까웠던 사람은, 지금 방송되는 많은 대체 의학 항목들이 거의 인산 선생의 저서 〈신약〉 속에 이미 있음을 발견하게 된다.

최근 방송되는 대체 의학 프로그램에서 버섯, 또는 무슨 약초 등이 방송되면 이튿날 그 버섯이 서울 경동시장에서 동이 난다는 얘기는 거짓말이 아니다. 종편 A채널의 〈논리로 풀다〉에서 뱀의 독으로 아토피 등이 치료된 사례가 방송되자 그 뱀독을 환자들에게 나눠준 사람이 시끄럽게 된 모양이다. 이런 세상이다.

인산 선생의 〈신약〉은 1986년에 나온 책이다. 그 책 속에는 이전에 우리가 몰랐던 홍화씨와 다슬기, 유근피와 유황오리, 쑥뜸과 죽염마늘의 사용법과 효능이 다 나와 있다. 지금은 홍화씨의 의료적 효율을 증명하는 박사학위 논문이 많이 나왔고, 다슬기 의학, 유황오리 의학, 쑥뜸 의학, 죽염마늘 의학 등의 이름이 붙여져 보급되고 있다. 1986년, 지금으로부터 30여 년 전 인산 선생이 발표한 처방들이 지금 대체 의학이란 이름으로 우리를 찾아오고 있다.

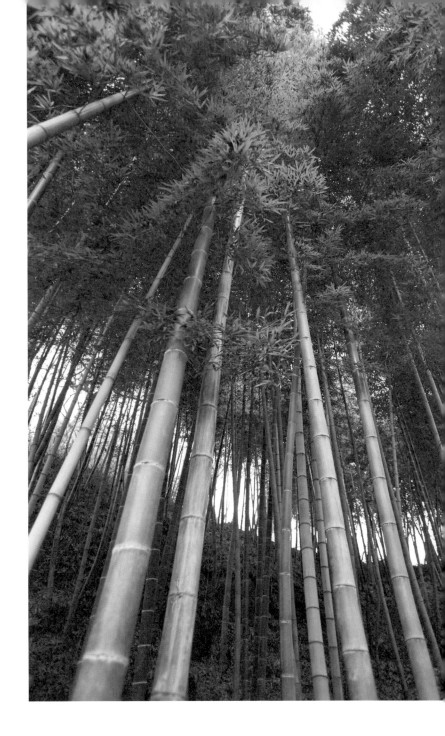

9

대상포진…
아기 낳는 것보다
더 아프니 빨리!!!

대상포진 앓았던 원로 여류 작가의 한마디
"대상포진, 아기 낳는 것보다 더 아파요!"
필자는 앞에서도 방송에서 소개된 '대상포진 부부' 얘기를 한 바
있다. 화장실을 청소하는 일이 직업이었던 그 부부는 화장실의
독성이 대상포진의 원인이 아니었나 생각한다고 말했다. 부부가
대상포진을 치유하기 위해 생업인 화장실 청소를 접고 산으로
들어가 버섯 위주의 자연식을 행하며 건강을 회복했다는 방송은
큰 감동을 불러일으킨다. 부부가 똑같이 다른 곳도 아닌 눈에 대
상포진이 와서 고생고생하다 결국은 이겨내고 건강을 찾았다는
그 일화는 많은 사람들에게 자연 치유에 대한 확신을 갖게 했다.
그들 부부의 얘기는 감동뿐 아니라 그 방송을 접한 사람들에게
건강에 관한 지식과 지혜도 선물했다.

최근 우리나라 TV에서 주된 경향으로 등장하고 있는 대체 의학 관련 프로그램은 대체 의학에 대한 지식과 지혜를 전할 뿐 아니라, 미디어에서의 상세 보도를 통해 대체 의학에 대한 새로운 인식의 전환을 맞게 한다는 점에서 매우 긍정적이다.

솔직히 고백하자면 그 대상포진 부부 얘기가 방송될 즈음 해서, 필자도 대상포진에 걸린 것이 아닌가 하는 의문을 갖고 있었다. 자고 일어나면 왼쪽 허리에서 어깨뼈에 이르기까지 무엇에 긁힌 것처럼 쓰라리고 아팠다. 한여름이라 혹여 모기에 물린 게 아닌가 하는 생각도 했지만 좀체 종잡을 수 없는 통증을 경험하고 있었다.

아내에게 얘길 했더니 처음엔 건성건성 듣다 며칠간 내 호소가 반복되자 "혹시, 당신 대상포진에 걸린 거 아닐까?" 하는 것이었다. 아내가 그렇게 놀란 것은 우리나라 최고의 TV 드라마 작가가 대상포진 때문에 힘든 시간을 보낸 것을 알고 있기 때문이었다.

하루는 아내가 귀가한 나를 붙잡고 "대상포진, 굉장히 무섭대요. 애기 낳는 것보다 더 아프대요. 당신 빨리 병원에 가봐요!!" 하는 게 아닌가. 겁은 나지 않았지만 신경이 쓰이기는 했다. 그 통증의 정도가 '아기 낳는 것보다 더 아프다'니 그것도 다른 사람이 아닌 우리나라 방송 드라마의 대표 작가가 직접 겪은 투병기이니 마음이 쓰이지 않았다고는 할 수 없었다.

나의 사업 실패로 참담해했던 아내는
내 신상에 무슨 일 생기면 최악의 경우부터…

대상포진의 원인이나 증상에 대한 설명을 보면 거의 일반화되어
있다. 답변이 거의 비슷비슷하다는 얘기다. 면역력이 떨어져서 생
기는 질환 중 하나이고, 증세는 처음에 통증이 오고 수포가 생기
며 이후 시커멓게 변하고, 그러다가 딱지가 앉는데 통증은 이루
말할 수 없을 정도라는 것이다.

조금 학술적으로 설명하는 의사의 말도 거의 비슷하다. 대상
포진의 통증은 감각 이상을 동반하고, 피부에 물집이 생기고, 열
이 나며, 전신이 나른해지면서 쇠약감이 온다는 것이다. 척추를
중심으로 띠 모양의 발진이 생긴다고 말하는 한의사도 있다.

대상포진은 몸통과 엉덩이 부분, 팔다리 등에 주로 나타나지
만 얼굴에 생기기도 한다. 앞에서 말한 방송에 나온 대상포진 부
부는 눈에 났다고 하지 않는가?

그러나 결론부터 말하자면 내 경우는 위의 증상과는 거리가
멀었다. 심하게 아프지도 않았고, 물집도 없었고, 딱지는 더더구
나 생기지 않았다. 통증이라는 것도 피부가 약간 쓰리다 싶을 정
도였으니 대상포진이 아닌 것은 분명했다. 그럼에도 아내는 병원
에 가보라고 하루에도 열 번 이상 종용하고 다그쳤다. 아내 주변
에 대상포진 앓은 사람이 몇 있었다. 더구나 나는 살아오면서 아
내를 많이 놀라게 했다. 사업에 실패해 살던 집을 내줘야 했던 적
도 있었고 온 식구가 무일푼으로 거리에 나앉아야 하는 일도 경

험하게 했다. 나로 인해 힘겨운 일을 숱하게 겪게 되면서 아내는 내 신상에 무슨 일이 생기면 최악의 경우부터 상정^{上程}해놓는 습관을 갖게 된 것 같다.

마침 우리집에 의사가 둘 있다. 큰아들은 정신과의사로 이름을 얻고 있고, 딸은 한의사이다. 내게 몇 마디 물어보고는 둘 다 "대상포진 아닌데요"라는 결론을 내린다. 내가 생각해도 대상포진에 걸릴 이유가 없다.

내가 대상포진에 걸릴 이유가 없다고 자신 있게 말하는 것은 식생활 자체가 면역력을 강화해주는 쪽으로 운영되고 있으니, 면역력 부족에서 온다는 대상포진과 거리가 멀 것은 당연한 일이기 때문.

우리집에서는 거의 모든 국이나 찌개를 명태를 곤 국물로 끓인다. 면역력 강화에 좋다는 명태 곤 물을 날마다 섭취하는 것은 물론이고, 전 세계 모든 의학자들이 항암 식품 1호로 꼽는 마늘로 말하라면 1년에 1,500통 이상 먹는다.

그 외 몸에 좋다는 자연식도 수십 년째 하고 있다. 우리집 밥상에 조미료 없어진지는 50년도 훨씬 넘는다. 김치는 물론이고 간장, 된장 등 모든 음식에 인산죽염이 들어가 있다.

이번에 내가 놀란 것이 하나 있다. 인산죽염으로 우리나라 대체 의학의 진원지가 되고 있는 인산가에선 대상포진이라는 증상을 우습게(?) 여기고 있다는 사실이다. 즉 우리나라 의학계가 중증의 질환으로 간주하고 있는 대상포진을 아무렇지 않게 대하고 있다는 사실에 놀라지 않을 수 없었다. 그도 그럴 것이 인산가가 이 세상에 최초로 내놓은 인산죽염은 대상포진의 예방약 역할은 물론이며 대상포진에 걸린 환부에 바르면 치유가 되는 것으로 밝혀지고 있다. 그 외에도 인산가가 내놓은 유황오리진액도 대상포진 예방에 좋은 건강식품이며 그 효능과 효험이 대단한 것으로 알려져 있다.

마늘과 죽염만으로 대상포진의 예방과 치료가 가능
인산의학에서는 대상포진과 아토피 증상은 가벼이 여겨
이외에도 인산가는 우리 식탁에 빼놓을 수 없는 간장·된장·고추장을 전통 방식으로 제조하고 있는데 많은 주부들로부터 식품이라기보다는 거의 '명약' 수준의 호평을 얻고 있다. 인산가의 전통장 역시 면역력 강화에 크게 보탬이 되고 있는 것이다.

다시 말하면 평소에 인산가를 가까이 하고 있으면 대상포진에 걸릴 염려가 전혀 없음을 뼈저리게 실감했다. 실제로 대상포진에 걸린 사람 가운데 명태 삶은 국물을 계속 먹으면서 죽염마늘을 하루에 20여 통씩 먹어서 치료 효과를 본 경우가 있다.

아토피 역시 마찬가지다. 아토피도 대상포진만큼 고약한 병으로 역시 면역력 저하와 스트레스에서 기인하는 증상이다. 그러나 황태 끓인 국물이나 죽염마늘을 복용하면 예방과 치료에 큰 효과를 얻게 된다.

아내가 대상포진으로 의심했던 내 피부의 생채기는 운동을 지나치리만치 강하게 한 것이 원인인 것으로 결론이 났다. 지난 수십 년간 인산죽염을 섭취해왔고 죽염마늘, 유황오리진액, 죽마고우, 홍화씨 등을 계절마다 먹었으니 대상포진이 곁에 올 리가 없다. 더구나 하루에 1시간 이상을 걷는 운동도 계속해오고 있지 않은가.

지난봄과 여름 동안 운동을 분수 넘치게 할 수 있었던 것도 이토록 몸에 좋은 인산가의 명약 덕분에 체력이 좋아진 탓이 아닐까 싶다. 앞으로도 운동을 줄일 생각은 전혀 없다. 오히려 시간만 되면 체력 강화 운동의 양과 종류를 좀더 늘리고 싶을 뿐이다. 운동 그 자체로 몸은 활기를 얻기 때문이다.

10

인산죽염은
코페르니쿠스적
발상 전환의 산물

지동설 갈릴레이 350여 년간 유죄
권력도 진리를 억누를 수는 없어

천동설 시대에 지동설을 들고 나온다는 것은 촌스럽다거나 어리석다는 소리를 들어야 하는 정도가 아니라, 그야말로 죽을 줄 모르고 미련한 소리한다는 면박을 받아 마땅하다. 천동설이 난무하는, 아니 온통 세상을 지배하던 천동설 시대에, 지동설을 들고 나온 코페르니쿠스의 주장은 혁명적이었다. 교권敎權이 생살여탈권까지 행사하던 시대에 죽을 각오를 하지 않고는 안 될 만한 일이었다. 코페르니쿠스의 뒤를 이어 갈릴레오 갈릴레이가 망원경으로 천체를 관측한 다음 코페르니쿠스의 지동설 이론을 뒷받침한다.

그러나 갈릴레이가 교권의 지배하에서 받은 형벌은 참혹했다.

그는 지동설을 주장하지 않겠다는 서약을 했지만 얼마 후 뒤집었다. 그 서약을 어긴 죄로 갈릴레이는 1644년 6월 22일, 교황 앞에 무릎을 꿇고 선고를 받는다. 지동설을 다시는 주장하지 않겠다는 서약을 어긴 죄(?)로, 죽는 날까지 종신 가택연금이 내려졌으며 죽은 다음에도 장례식조차 치르지 못했다. 심지어 묘비를 세우는 것도 허용되지 않았다.

미련하나 곧은 길 가는 인산 선생의 아들
전세금 빼 아버지의 저서 〈신약〉 출간

이처럼 과학적 진실은 종교적 억압이나 정치적 압력을 극복하고 마침내는 자기 길을 찾는다는 것을 역사는 증명한다. 지난 2월 인산가 김윤세 회장은 서울 인사동 백상빌딩에서 열린 전 사원 모임에서 인산가 창업 당시 얘기를 사원들에게 들려주었다.

"나는 벼랑 끝에 서는 기분으로 창업을 했습니다"로 시작된 김윤세 회장의 얘기는 1980년대의 시대적 상황에서 죽염이라는 낯선 물질을 세상에 내보내는 데는 그야말로 코페르니쿠스적인 발상의 전환이 필요했다고 당시를 회고했다.

위에서 잠깐 언급했지만 '코페르니쿠스적인 발상'이란 천동설이 횡행하는 상황에서 지동설을 들고 나오는 것과 같은 혁명적 발상과 용기를 말함이다. 1986년에 김 회장에 의해 인산죽염의 산업화가 이루어졌지만, 당시의 사회적 환경은 세계 최고의 천일염으로 제조한 인산죽염을 낯설어했으며, 선뜻 받아들이기에 인색했던 것 같다.

김 회장은 인산죽염의 산업화에 앞서 선친이신 고 김일훈 옹의 불세출 명저 〈신약〉 출판을 위해 사회적 지위와 경제적 지위를 포기하고 나섰다. 그런 효자가 다시 이 땅에 태어나기 어려우리라는 생각까지 들게 하는 대목이다. 인산 선생의 구술을 받아 쓴 〈신약〉 출판에 선뜻 나서는 출판사가 없으니 방법은 자비 출판. 그러나 자비 출판 비용이 없던 김 회장은 자신의 전세방을 빼서 사글세로 옮긴다. 그 무렵 6년차 기자로 잘나가던 김 회장은 회사에 사표를 낸다. 한창 잘나가던 저널리스트의 길, 전도유망한 길도 포기한 것이다. 제3자가 보기에는 좀 미련한 아들이었다.

그러나 미련하나 곧은 길, 새로운 길, 숨겨만 둘 수 없는 길을 가려던 김 회장의 코페르니쿠스적인 발상의 전환이 마침내 우리에게 인산죽염 시대, 새로운 대체 의학 시대를 열어준 것이다.

인산가는 기업인가? 건강 지킴 약손인가?
대체 의학계를 이끄는 전통적이며 미래적인 기업

필자는 대학원이나 언론기관이 주최하는 CEO 과정에서 20여 년 가까이 강의를 하며 많은 CEO의 창업 얘기를 듣는다. 그러나 김윤세 회장처럼, 사회적 상식과 맞서 과학적 진리를 알리려는 절실하고 절박한 이유, 세상의 소금 노릇을 하기 위해 절벽 위에 선

심정으로 창업하는 경우는 흔치 않다.

독립운동을 하는 기분으로 소금의 진실을 알리고 싶어 창업했다는 그의 얘기에서 인산 선생의 활인活人 철학을 그대로 보는 기분이었다.

소금이라면 무조건 안 좋게 보려는 세상에 대해, 짠 것을 멀리하려는 세상에 대해 '소금이라고 다 나쁜 것은 아니다. 죽염은 나쁜 소금이 아니다'라는 인산가의 외침은 그야말로 천동설에 대한 지동설 아닌가?

코페르니쿠스적인 전환, 지금 인간의 건강은 '대체 의학에 의해 의학이 코페르니쿠스적 전환점'에 섰음을 말하고 있다. 각 매스컴이, 아니 전 세계가 대체 의학 속에 숨겨진 길이 있었음을 이제야 발견해가고 있다. 인산 선생이 100여 년 전에 발견하고 그 아들 김윤세 회장에 의해 30여 년 전에 세상에 알려지기 시작한 그 길에 서 있는 것이다.

나는 요즘 쑥뜸을 뜨고 있다. 그 뜨거운 맛을 단전으로 들이마시며, 인산 선생과 김윤세 회장을 생각한다. 죽염도 그렇지만 쑥뜸 같은 건 인산 선생 이전에는 세상이 별로 알아주지 않던 대체 의학이었다. 인산 선생의 명저 〈신약〉이 아니었다면, 김윤세 회장의 코페르니쿠스적인 발상의 전환이 없었다면 쑥뜸이나 죽염을 누가 알아주었으랴 싶다. 아무래도 인산가는 기업이라기보다는, '국민 건강 지킴이 약손'이 아닌가 하는 생각이 든다.

11

건강하지 않았다면
배뱅잇굿이
어디 있었으랴?

96세의 나이에도 색소폰 불던 이은관 옹

"건강해야 돼. 건강하지 않으면 노래도 못 불러"

몇 해 전 봄 배뱅잇굿의 이은관 옹이 별세했다. 유난히 그를 좋아
했던 필자로서는 가슴이 많이 아프다. 평생을 배뱅잇굿으로 살
아온 사람. 이은관의 배뱅잇굿이 벌어지면 어른 아이 할 것 없이
우루루 몰려들 갔다. 특히 한국동란 이후와 독재정권이 서슬 푸
르던 시대의 배뱅잇굿은, 그 한 맺힌 가락으로 우리의 슬픔과 분
노를 녹여주던 만만치 않은 엔터테인먼트였다.

우리는 배뱅잇굿을 단순한 엔터테인먼트가 아니라 한 시대를
위로하는 가락으로, 문화로 받아들였던 것이다. 한 많은 세상에
태어나, 한 서린 배뱅이타령만 부르다가 97세를 일기로 세상을 떠
난 이은관 옹은, 그 걸쭉하고 차지고 애절한, 간드러지면서도 해

학과 슬픔이 느껴지는 가락으로 70여 년간 우리를 사로잡아왔
다. 그의 나이 20세 때부터 부른 배뱅잇굿이었다.

중요무형문화재 29호 서도소리 배뱅잇굿 예능 보유자 이은관
옹은, 1917년 강원도에서 태어나 배뱅잇굿으로 영화·방송에 출연
해 유명세를 탔으며 음반을 통해서도 대중의 사랑을 받아왔다.

타계 1년 전 서울 충무아트센터에서 열린 그의 후계자, 박종
욱 씨의 공연 '배뱅잇굿'에 찬조 출연해 배뱅잇굿 한가락과 색소
폰 연주까지 들려주며 떠나갈 듯한 갈채를 받을 때만 해도 그가
곧 운명하리라곤 생각지 못했다. 당시 무대 뒤로 찾아간 필자와
이종덕 충무아트센터 사장에게 "인생 금방이야. 건강해야 돼. 건
강하지 않으면 노래도 못 불러. 인생 짧아. 젊었을 때처럼 일 많이
하려면 건강이 최고야"라며 격려하던 모습이 지금도 눈에 선한
데…. 그 사람은 가고 배뱅잇굿만 남았다.

아무리 위대하고 빛나는 인생의 계획도
건강이 받쳐주지 않으면 말짱 도루묵

1980년대 필자가 여성지를 발행하며 한창 문화 활동을 하던 시
절, 연주회에서 자주 만났던 이은관 옹은 필자를 볼 적마다 "김
선생은 나이보다 젊으셔. 비결 좀 알려줘. 뭐 좋은 것만 골라 드시
나?" 하며 농담반 진담반으로 필자의 건강 비결을 묻곤 하셨다.

"저 쑥뜸 뜨고 인산죽염 먹습니다. 먹는 건 주로 채식입니다."

"쑥뜸? 아 그거 뜨겁다면서? 사람이 생긴 것하고 다르게 좀 독하시네!" 하며 파안대소하던 기억이 새롭다.

정말 정정한 분이었다. 작고하시기 불과 며칠 전에 TV에 출연해서 젊은 친구들과 담소도 하고, 건강 비결을 묻자 김밥을 잘 먹으면 된다고 농담처럼 자신의 건강을 얘기하던 이은관 옹.

확실히 그렇다. 그의 말대로 건강하지 않고 무슨 일을 할 수 있으랴! 필자는 이런 생각을 가끔 한다. 또 하나의 르네상스라는 한글을 창제한 세종대왕이 54세 한창 나이에 가지 않고 30년만, 아니 20년만 더 살았어도 더 많은 위대한 일을 할 수 있었을 것 아닌가?

또는 56세에 세상을 떠난 스티브 잡스도 80세까지, 아니 70세까지만 살았어도 인류의 문화를 바꿀, 더 많은 인터넷 세계의 발전을 이끌었을 것 아닌가? 건강하지 않으면 사실 아무것도, 크게 이룰 수 없다는 얘기는 귀가 따갑도록 들어왔지만, 좋아하는 사람이 가는 것을 볼 적마다 다시 건강 생각을 하게 된다.

우리가 아쉬워하는 일찍 떠난 천재들
그 시대에 인산죽염이나 쑥뜸이 있었다면

필자는 우리나라의 요절한 천재 시인 박인환과 이상을 유난히 좋아했다. 박인환의 '목마와 숙녀'를 읊조리며 술을 마시기도 했다. "한 잔의 술을 마시고 / 우리는 버지니아 울프의 생애와 / 목마를 타고 떠난 숙녀의 옷자락을 이야기한다"는 구절을 미치게 좋아했다. 한때는 요절한 천재 시인 이상에게 빠지기도 했었다. 38세에 요절한 천재 화가 이인성의 그림에도 많은 애착을 두곤 했다. 대학 후배인 이인성의 아들 이채원을 만났을 때 내가 왜 자신의 얼굴만 들여다보고 말을 별로 못 했는지 이채원은 지금도 잘 모를 것이다.

이 외에도 김소월과 김유정 등 필자가 소년 시대부터 좋아했던 요절한 천재들은, 천재였기 때문에 요절했을까, 요절하려고 천재로 태어났을까? 이런 의문은 일종의 운명론 같아 재미가 없지만, 그들이 건강했다면 요절하지 않았을 것만은 사실이다.

지난가을 필자는 유난히 외로움을 탄 것 같다. 다른 해 가을과 달리, 그동안 멀리했던 시詩가 유난히 쓰였고 인스피레이션도 만만치 않게 가슴을 치곤했다. 그래서 많은 시인의 시집을 새삼스레 읽곤 하다가 이런 생각을 했다. 아마 시를 읽으며 뜸을 뜨고 죽염을 먹고 그래서 이런 생각을 했을 것이다.

박인환이나 김소월이나 이인성이나 김유정이나 이상이나, 아니 세종대왕이나 스티브 잡스나 해마다 봄가을로 쑥뜸을 뜨고 짤짤하게 살기 위해 인산죽염을 애용했다면 그렇게 일찍 가지는 않았을 것이다.

그 시대엔 왜 인산죽염도 쑥뜸도 없었는지, 못내 아쉽다.

12

'내 몸이
내 인생을 배신'하는 거
아시나요?

엄마 배 속에서부터 시작되는 '전쟁'
인생은 끝없는 장애물 경기의 연속

인생은 장애물 경기다. 한 번 넘으면 그것으로 끝나는 게 아니라 계속되는 장애물 경기. 아니 장애물과의 전쟁이라고 해도 과언이 아니다. 내부적인 장애물은 물론 사회적으로 생기는 장애물이 사실은 더 무시할 수 없는 장애물이다. 때로는 무시무시하기까지 하다. 내부적인 장애물과 외부적인 장애물 가운데 어느 것이 더 녹한 장애물이냐에 대해선 후에 언급하기로 하고, 외부적 장에물만 놓고 보더라도 끝이 없는 것 같다. 부모로부터 몸과 마음을 받아 세상에 태어난다. 사실은 거기까지 도달하는 데도 장애물이 많았다. 태어나고 싶으냐고 누가 묻지도 않는다. 여기서 우리는 삼불자로 불리는, 내 마음대로 어쩔 수 없는 장애물을 만난다.

하나, 국적을 내 마음대로 택할 수가 없다.
둘, 남녀 성별을 내 마음대로 택할 수가 없다.
셋, 부모를 내 마음대로 택할 수가 없다.

이 삼불도 따지고 보면 장애물 아닌가? 어쨌든 그렇게 일단 세상에 태어나긴 한다. 엄마 배 속에서의 장애물 경기는 그나마 엄마가 대신 다 해주다시피 하니까 그런대로 넘어간다. 그러나 일단 태어나고 나면 아무도 대신해줄 사람 없는, 인생이라고 부르는 기나긴 장애물 경기가 시작되는 것이다.

몸이 내 인생을 배신하기 시작하면
돈도 명예도 사랑도 다 시들해지니

홍역을 치르고 조금 자라면 유치원을 거쳐 초등학교에 진학하면서, 인생 장애물 경기의 본 게임이 시작된다. 여기서부터 진학, 취업 등 인생의 무수한 장애물이 앞을 막는다. 그러나 그 정도 가지고는 장애물이라 할 수도 없다. 진짜 장애물은 내 속에 있다. 가장 지독한 장애물로서 아예 나를 배신해버리는 장애물, 그 장애물은 바로 내 몸이다. 내 몸이 나를 배신할 때 장애물 경기는 극치에 이른다. 몸이 나를 배신한다는 것은 몸이 추스를 수 없는 병에 걸림을 뜻한다. 병에 걸려 내 인생의 계획들이 어긋나기 시작할 때가 바로 내 몸이 내 인생을 배신하는 때인 것이다.

A 회장은 최근 말이 없어졌다. 수완 좋은 사업가인 A 회장. 멋진 패션에 꽁지머리를 하고 세계 최고의 수퍼 바이크(오토바이)인 할리데이비슨을 몰고 다니는 50대의 이 A 회장은 항상 20~30대 부럽지 않은 젊음을 지니고 살았다.

엽서만 한 박○○의 그림 1호를 7억 원 현금으로 살 만큼 재력가인 그가 언제부터인가 말이 없어진 것이다. 그의 몸이 그의 인생을 배신하기 시작한 것이다. 림프샘암 진단을 받고 필자와 인생과 건강에 대해서 가끔 대화를 나눈다.

B 사장은 회사의 모든 직책에서 물러났다. 연간 2,000억 원의 매출을 올리는 7개 기업의 최대주주로서 사회적 영향력이나 명예도 만만치 않은 그가 은퇴 후 별장으로 필자를 초대했다. 몸무게가 거의 3분의 1로 줄어 있었다. 그의 몸이 그를 배신한 것이다. 폐암 말기에 들어선 B를 보고 있으면, 주인을 배신하는 우리의 몸이라는 놈이 얼마나 고약한 놈인지 알 것 같다.

천하호걸 C 회장은 얌전해졌다. 열일곱 살 때부터 어른 흉내를 낸 사람이나. 어른 흉내란 바람피우기. 결혼 전에 여자 100명 채우는 것은 초급 단계라고 큰소리치던 C 회장이다. 갑자기 모든 여성과의 교류, 아니 전화통화까지 다 끊어버렸다. 자궁암에 걸린 부인이 수술을 한 후 철이 들기 시작했다고 한다. 그러니까 C 회장은 아내의 몸이 아내를 배신한 것을 가만히 보고 있을 수만은 없어서 아내 곁으로 돌아온 것이다.

내 몸이 내 인생을 배신하기 전에 단속을
뜨거운 쑥뜸 불로 지지고 죽염으로 절여놓고

필자는 앞에서 말한 A, B, C, 세 사업가에게 이렇게 말할 수밖에 없었다. "몸이 우리 인생을 배신하기 전에 몸을 단단히 단속을 해야 합니다." 필자의 이런 의견에 그들은 하나같이 반발한다. "몸을 어떻게 단속을 해요? 몸이 호락호락 말을 듣나요?"

그렇다. 그게 정답이다. 몸은 호락호락 말을 듣지 않는다. 제멋대로 내 인생을 끌고 가려 하는 것이 바로 우리의 몸 아닌가? 그래서 가끔 생각한다. 몸이 내 인생인가? 인생이 내 몸인가? 이 엉뚱한 질문에 몸은 대답하지 않는다.

그러나 길은 있다. 필자는 몸에게 배신당하기 싫어 뜨거운 쑥뜸 불 맛도 보고 짜디짠 소금 맛도 보면서 산다. 뜨거운 쑥뜸 불로 몸을 지지고, 짜디짠 죽염으로 절이다시피 간을 맞추지 않으면 언제 내 인생을 배신할지 모르는 내 몸. 내 인생을 호시탐탐 노리고 있는 내 몸아! 나를 배신하지 말아다오. 내게는 몸이 너하나뿐, 여유가 없다.

인산 선생은 몸이 나를 배신할 때 대응할 방도를, 불세출의 명저 〈신약〉에 담아 세상에 내보냈다. 몸이 나를 배신하기 전에 어떻게 단속해야 할지를 세상에 알리는 책이다.

그리고 그의 후계자인 인산가의 김윤세 회장, 내 몸이 내 인생을 방해하기 전에, 내 몸을 단속하는 방법의 주인은 바로 나 자신이라고 논리적, 체계적으로 역설했다. 그의 명저 〈내 안의 의사를 깨워라〉가 바로 그 책이다. 〈신약〉과 〈내 안의 의사를 깨워라〉는 내 몸이 내 인생을 방해하지 못하게 하는 극도의 처방이다. 그 탁월한 처방만 제대로 갖고 있다면 몸의 배신 앞에서 울고 절망하는 일은 없을 것이다.

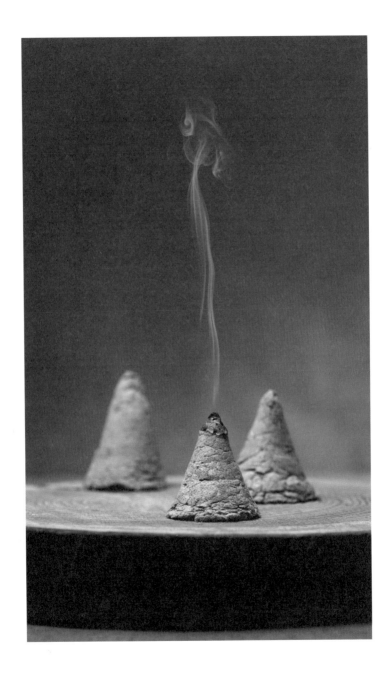

13

베갯머리에 죽염통,
자면서도
짭짤한 꿈꾸려고

생전 꿈이라는 걸 안 꾸던 문학청년이
처음 꾼 꿈인데 엄마가 친엄마 아니라니…

꿈 많은 10~20대 시절, 문학청년이었던 필자는 항상 책과 함께
있었고 항상 글을 쓰며 살았다. 인생의 온갖 고뇌를 다 짊어진
듯한 심각한 얼굴을 하고 사색에 빠져 지내기가 일쑤였다. 참으
로 꿈 많던 시절이었다.

그런데 같은 또래 문학청년 가운데 꿈을 꾸지 않는다는 친구
가 있었다. 20대 초반인 그는 세상에 태어난 이래 한 번도 꿈을
꾸지 않았다는 것이다. 우리는 그를 무몽無夢 시인이라고 불렀다.
"꿈을 안 꾸니 얼마나 좋으냐? 솔직히 꿈이란 거 밥맛 없는 꿈도
많거든." 이러면서 그를 위로(?)하기도 했다.

그러던 그가 대학 졸업반이 되던 해의 가을 어느 날 밤, 느닷없

이 필자의 집으로 들이닥쳤다. 급한 얘기가 있으니 술 한잔 하자는 것이었다. 늦은 시간이었지만 워낙 친한 친구라 그와 함께 막걸리 집에서 잔을 기울였다. 술잔이 오고간 뒤 그가 불쑥 한 마디를 던졌다.

"나 어젯밤 꿈꿨다."

아하 그래서 늦은 시간에 달려왔구나. 어떤 꿈인지 궁금해서 물었더니 갑자기 엉엉 우는 것이었다. 하도 섧게 울어서 왜 그러느냐고 물을 수도 없었다. 막걸리 서너 잔을 쉬지도 않고 단숨에 다 마시더니, 작심한 듯 입을 열었다.

"꿈에 말이다. 울 엄마가 친엄마가 아니래!!"

난 또!! 싱거운 녀석 같으니.

"그래서, 꿈에 엄마가 친엄마가 아니라서 이러는 거야?"

그런데 기가 막힌 것은, 나는 그의 꿈이 그냥 개꿈인 줄 알았는데, 그게 아니고 진짜 그의 엄마가 생모가 아님을 확인했다는 것이다. 그 꿈을 꾸고 나서 온종일 이모, 외삼촌을 찾아다니며 확인했다는 것이다.

인생의 중요한 때에 현몽하신 인산 선생
"쑥뜸 떠! 구운마늘 죽염에 찍어 먹고!"

그래도 그 후에 무몽 시인은 친엄마 아닌 엄마에게, 친아들 이상으로 잘했다는 것이다. 무몽 시인은 1980년대 중반 남미로 이민

79

가서 가끔 소식을 전해오곤 한다. 지금은 꿈도 잘 꾼다며, 그 꿈의 내용을 소재로 글을 쓰지만, 낯선 남미에서 한글로 쓴 글을 발표할 데가 없어 고민이라는 얘기를 전해오곤 한다.

이 자리에서 필자가 꿈 얘기를 하는 것은 가끔 꿈속에서 인산 선생을 만난다는 소식을 전하고 싶어서다. 필자가 처음 쑥뜸을 뜨게 된 동기도 인산 선생의 권유에 의해서였고, 그 후 나이보다 젊게 보인다는 얘기를 수도 없이 들었다. 그 무렵 인산 선생께선 쑥뜸을 보리알만 하게 뜨는 필자에게 "사내자식이 물려 죽으려면 호랑이에게 물려 죽지 왜 빈대에게 물려 죽으려고 그러느냐?"는 살아생전 잊지 못할 말씀을 해주신 적이 있다.

인산 선생이 필자의 꿈속에 자주 찾아오시는 건 아니지만, 내게 중요한 일이 있을 때면 꿈속에서 만나곤 한다. 사업에 실패하고 잠시 어느 절에 가 있을 때 인산 선생 꿈을 꾸었다.

"여기서 그냥 평생토록 살 건가?" 그 말씀에 퍼뜩 잠이 깨었던 걸 지금도 기억한다. 몇 해 전 내시경검사에서 용종과 선종이 발견되었다는 통고를 받던 날 밤엔 꿈에 나타나셔서 "쑥뜸 떠! 구운마늘 죽염에 찍어 먹고!" 하시던 모습이 생생하다.

"사람이 싱거워져서 그래. 죽염 먹어. 잘 때도 먹어!"
인산 선생 말씀대로 하자 악몽 씻은 듯 사라져
꿈에 대해선 많은 학자가 언급하고 있지만 아직도 꿈은 그 정체가 확실히 규명된 건 아니라고 한다. 프로이트의 성性 욕망 억제설이 한때 빛을 보긴 했지만 그것도 역시 완전한 것은 아니다. 꿈도 좋은 꿈이 있고 악몽이 있다. 누구나 악몽을 꾼다고 하는데 필자 역시 가끔 악몽을 꿀 때가 있다. 물론 악몽을 꾸고 난 후엔 기분이 안 좋다. 깊은 밤 악몽에 시달리다 깨고 나면 다시 잠들기가 어렵다.

그런데 악몽과 관련해서 한 가지 이상한 악몽을 필자가 꾸는데, 가끔 낯선 여성에게 시달릴 때가 있다. 필자가 '아내 사랑 대변인' '아줌마 대변인'이란 별명으로 살아오긴 했지만 꿈에서 살려달라, 도와달라고 비명을 지르며 내 품으로 파고드는 여성을 가끔 만난다. 꿈에 여성이 나타나는 것이 나쁜 것은 아니지만, 그래도 내용이 영 개운치가 않다.

지난봄에도 비슷한 악몽을 꾸었는데 그날은 바로 다시 잠이 들었다. 그런데 다시 꾼 꿈속에서 인산 선생님을 만났다. 선생께선 "사람이 싱거워져서 그래. 죽염 먹어. 잘 때도 먹어!" 이러시는 것이었다.

이후로 필자는 베갯머리에 죽염을 놓고 잔다. 때로는 죽염 한 스푼을 입에 물고 잔다. 그 후로 정말 거짓말처럼 악몽이 사라졌다.

가을이라 외롭다. 누구나 그렇다. 외로운 꿈, 싱거운 꿈 안 꾸는 방법은 죽염 한 스푼 입에 털어 넣고 잠자리에 드는 것이다. 잘 때도 죽염을 물고 자기 시작한 이래, 필자는 최근 3년간 치과에 간 기억이 거의 없다.

14

주한 외국 대사 가족들은
왜 함양 인산가까지
달려갔나?

의학도 서양의학에서 대체 의학으로 권력 이동

인산가, 새로운 세계를 열다

20세기 최고의 경제경영학자이며 미래학자인 앨빈 토플러는 21
세기의 권력이 어떻게 움직여 갈 것인가를 20세기가 시작되는
1990년에 저서 〈권력이동〉을 통해 극명하게 밝혔다. 즉 권력은
'서양에서 동양으로, 황제에게서 인민에게로, 남성에게서 여성에
게로'라고 거의 단언을 했다. 일종의 예언에 가까웠던 그의 단정
적인 주장은 신선했고 세상은 놀라움을 표시했다. 그가 예언한
대로 이미 권력 이동은 깊이 시작되었다. 남성의 권력이 여성에게
로 옮겨가는 시기를 그는 2018년으로 잡았다. 이미 세상은 남성
의 권력을 여성의 손에 넘겨주고 있다. 서양에서 동양으로 이동한
다는 권력 역시 마찬가지다.

이번엔 의학에 대해서 생각해보기로 하자. 1945년에 발견된 페니실린의 효과는 거의 반세기에 걸쳐 전 세계 항생제의 상징이자 어려운 병 치료의 해결사였다. 페니실린의 뒤를 이어 나온 놀라운 약품이 지구의 역사가 시작된 이래 10대 의약품 가운데 하나라는 피임약이 아닌가 생각된다. 그 후에도 수많은 약이 발견·발명되었고, 비아그라의 출현은 섹스의 의미 자체를 바꿔놓은 가공할 것이었다. 그런데 이렇게 충격적인 의약품의 발명·발견 뒤에서 서서히 커가고 있던 동양의학·대체 의학이 요즘 '서양에서 동양으로'를 실감케 하고 있다. 특히 중국이 저개발국가에서 G2로 발전하면서 동양의학의 위상은 한층 높아졌다. 대체 의학의 느리지만 눈부신 발전 역시 '서양에서 동양으로'의 한 표상이 아닌가 생각된다.

필자는 지리산 깊은 산속 ㈜인산가에서 이러한 변화의 한 축을 보게 됐다. 이틀간의 힐링투어에 참여하고자 주한 외국 대사 가족들이 함양의 ㈜인산가를 찾은 것이다. 그들은 감탄과 놀라움 속에서, 새롭게 자리매김하는 우리나라 대체 의학의 실체와 위상을 확인할 수 있었다.

인산죽염 등 제조 과정에 담긴 '인간의 정성'에 감탄
"원더풀"을 연발하는 그들

네덜란드, 칠레, 포르투갈, 베트남, 우루과이, 그리고 현재 인산죽염이 수출되고 있는 말레이시아의 주한 대사를 비롯한 외교관 가족들은 인산죽염을 9번 법제하는 과정을 일일이 현장에서 눈으로 확인하면서 "원더풀"을 연발했다.

주한 외국 대사와 그 가족들은 인산죽염뿐 아니라 간장·고추장·된장 등에 대해서도 감탄을 아끼지 않았다. 특히 모든 과정이 기계가 아닌 손으로 하나씩 정성껏 이루어지는 것을 보고 더욱 깊은 신뢰를 보였다. 어지간한 것은 모두 기계로 처리되는 서양에 비해 한 과정 한 과정이 모두 정성스레 손으로 이루어지는 과정을 보며, 그들이 원더풀 뷰티풀을 연발한 것은 '인간의 정성'에 감동했다는 방증이다. 인산죽염을 수입하고 있는 말레이시아의 니잠 부대사는 죽염 제조 한 과정 한 과정을 세세하게 카메라에 담으며 감탄사를 연발했다. 그들이 인산가가 주최한 1박 2일의 힐링투어에 참가하여 새벽부터 깊은 밤까지의 전 과정을 한국인과 똑같이 소화한 것은 한국 대체 의학에 대한 새로운 관심의 표명이라고 보여진다.

인산죽염을 중심으로 형성되고 있는 또 하나의 거대한 한류

사실 주한 외교관과 그 가족들이 개인적으로가 아닌 단체로 움직이는 일은 쉬운 일이 아니다. 우리나라에 주재하는 외교관과 그 가족은 처음 부임할 때부터 많이 긴장한다고 한다. 우리나라가 세계 유일의 분단국이고, 북한의 무력 위협에서 자유로울 수 없기 때문이다. 그래서 어지간한 공연이나 엔터테인먼트 행사에, 그것도 서울이 아닌 천리 먼길 함양까지 달려간다는 것은, 거의 안보 상황에 가까울 만큼 신중한 결정이라고 한다. 그럼에도 10여 개국 대사 가족들이 함양 인산가 힐링투어에 참가한 것은, 인산가로 대표되는 한국의 대체 의학에 대한 관심의 표명이라고 봐야 한다.

다시 말하면 주한 외교관과 그 가족들이 그렇게 움직인 것은, 그들이 우리나라 대체 의학의 종가인 인산가를 방문하는 것을 그냥 힐링투어가 아니라 또 하나의 한류로서 보지 않았나 하는 시각이다. 사실 인산죽염을 위시해서, 인산가가 대표하고 있는 우리나라의 대체 의학은, 또 하나의 한류가 되기에 부족함이 없다. 특히 최근 부산대학교 식품영양학과 박건영 교수 연구팀이 세계 최초로 죽염이 암세포의 자살을 유도하는 성분을 함유하고 있으며, 암 치료에 효과가 있다는 사실을 학술적으로 발표한 바도 있어, 인산가가 대표하는 우리나라의 대체 의학은 충분히 또 하나의 한류를 형성하리라고 본다.

특히 인산가의 힐링투어에 참가한 멤버들 가운데 여성들이 더 인산죽염이나 간장·고추장 등에 큰 관심을 보인 것으로 유추해 보더라도 죽염 등이 또 하나의 한류를 형성하리라는 것은 필자만의 생각은 아니라고 확신한다. 힘은 이미 남성에게서 여성에게로 넘어가고 있으니까.

15

내 인생
바꾸고 싶다면
우선 쑥뜸부터…

**1급 무쇠 체력 연예인 지상렬, MBN에 출연해
"지칠 줄 모르는 내 체력은 쑥뜸에서" 고백**

쑥뜸으로 효과를 본 사람들의 얘기는 언제 들어도 신선하다. '신선은커녕 뜨겁기만 하더라'는 분도 있으리라 믿는다. 그러나 필자가 한 걸음 더 내디뎌서 말씀드린다면, 쑥뜸은 '뜨겁지만' 신선하다가 아니라 '뜨거워서' 신선하다. 쑥뜸이 좀 뜨겁긴 하지만 쑥뜸으로 건강 되찾는다 생각하며 참는다고 쑥뜸 체험자들은 입을 모은다. 그 뜨거움을 참고 쑥뜸을 뜬 분들은 거의 전부 그 효험을 보고 있다.

얼마 전 MBN의 인기 프로그램 〈황금알〉에서 쑥뜸을 본격적으로 다룬 바 있다. 우리나라 쑥뜸은 물론 대체 의학의 최고 권위자인 인산가 김윤세 회장도 출연해 놀랄 만한 쑥뜸의 신비에 대해 얘기했다.

　연예계에서 '1급 무쇠 체력'으로 정평이 자자한 지칠 줄 모르는 개그맨 지상렬 씨는 자신의 체력이 쑥뜸에서 온 것임을 밝히며 "요즘은 잠깐 쉬고 있지만, 원래는 7~8년 정도 계속 쑥뜸 치료를 받아왔다"고, 자신이 쑥뜸 마니아라 말했다. "설사를 할 때 단전에 쑥뜸 한 방만 놓으면 설사도 멎고 위도 가벼워진다"며 쑥뜸 예찬론을 펼쳤다.

내 몸은 항상 나를 배신할 기회만 노리고 있어
몸 전체를 장악해 질병 진입을 미리 단속하려면…

몸의 건강을 돌보는 데 쑥뜸이 좋다는 정도는 쑥뜸 체험자는 다 아는 얘기고, 진짜 쑥뜸의 효능은 쑥뜸 뜬 사람의 인생을 바꿔놓는 데 있다. 그러니까 건강만 돌봐주는 게 아니라 인생을 바꿔주는, 혁신해주는 매개체로서 쑥뜸의 효과는 신비함을 떠나 자못 위대하다.

　요즘은 어디 가든지 바꾸자는 얘기가 한창이다. 회사를 바꾸자, 세상을 바꾸자, 인생을 바꾸자…. 각종 바꿈질이 유행이지만 스스로 자기를 바꾸는 데는 인색하다. 즉 세상을 바꾸려면 자신을 먼저 바꿔야 한다. 자기 자신을 빨리, 근본적으로, 효과적으로 바꾸려면 쑥뜸이 가장 빠르고 정확하다. 죽염과 함께라면 더 좋다.

　즉 계절에 따라 쑥뜸을 뜨는 한편, 평소에는 죽염으로 건강을 관리한다면 자신을 바꾸는 지름길이 된다. 쑥뜸이 내 인생을 바꿔놓는 수준은 거의 혁명에 가깝다. 다시 말하면 쑥뜸은 자신의 인생을, 그 운명 자체를 바꿔놓을 만큼의 강력한 영향력을 내 몸에 행사한다.

내 몸은 항상 나를 호시탐탐 노리고 있다. 그래서 어디가 좀 소홀하다 싶으면 불쑥 병명病名을 들고 찾아오는 것이다. 내 몸은 항상 내 인생을 배신할 기회만 노리고 있다. 그래서 쑥뜸으로 내 몸을 완전히 장악해야 한다. 몸이 나를 배신하지 못하도록 미리 손을 써야 한다. 내 몸을 바꾸고 내 몸을 내 뜻대로 이끌어가는 가장 효과적인 내 몸 장악이 바로 쑥뜸이다.

봄철 40~50일간 단전에 불지르는 쑥뜸은
내 인생을 바꿔놓는 강력한 수단

쑥뜸의 계절이 오고 있다. 올해의 경우 설 연휴 이후부터 본격적인 쑥뜸철을 맞게 된다. 그때부터 시작해 4월 중순쯤 끝나는 쑥뜸은 건강 유지에 그 이상은 없다고 해도 좋을 만큼 효과가 크고 빠르다.

이 40~50일 동안 쑥뜸을 뜨는데 처음부터 끝까지 단전에만 뜨는 사람도 있고, 백회, 단중, 중완까지 뜨는 사람도 있다. 족삼리도 함께 떠서 효과를 보는 사람도 많다. 친구들과의 모임에서 쑥뜸 얘기를 하면, 그 뜨거운 쑥뜸을 어떻게 뜨느냐고 엄살 부리는 친구가 많다.

그러나 뜨겁더라도 쑥뜸은 내 몸이 약해지기만 기다리다가 허점이 보일 때 나를 덮치는 병이 절대로 찾아오지 못하도록 단속하는 것이다. 어떤 병이든 우리가 강하고 면역력도 왕성할 때는 우리를 넘보지 못한다.

말로만 내 인생 이대로는 안 된다 하지 말고 실제적으로 몸단속을 해야 한다. 내 인생이 내 뜻대로 안 된다면 우선 몸에 쑥뜸을 뜰 일이다. 쑥뜸의 열기로 내 몸을 단속하면 내 몸이 쉽게 내 인생을 배신하지 못할 것이다. 내 인생을 바꾸는 동기부여가 바로 쑥뜸이다.

16

대체 의학에 길이 있는데 누가 그 길을 막고 있다면…

모처럼 긴 설 연휴를 이용해 쑥뜸을 떴다. TV를 켜놓고 쑥뜸을 뜨고 있는데 〈연합뉴스〉에서 '쑥뜸 스님 무죄판결'이란 보도가 흘러나왔다. 이튿날 인터넷신문 〈여원뉴스〉의 김석주 기자가 쓴 기사를 통해 상황을 알 수 있었다. 내용을 간추리면 다음과 같다.

'쑥뜸이 무슨 의료 행위냐?'…
쑥뜸 스님 대법원서 무죄

대법원이 신도에게 쑥뜸을 떠준 스님에 대해 1심과 2심에서 벌금형이 떨어진 사건을 파기환송 함으로써, 쑥뜸 스님은 무죄 확정판결을 받았다. (중략) 지난 2012년 6월 부산의 한 암자 주지 스님은 자기 사찰 신도들에게 푼돈을 받고 쑥뜸 시술을 했다는 이유로 의료법 위반 혐의로 기소되어 재판을 받아왔으나, 의료법 위반 혐의로 처벌하는 것은 부당하다고 대법원이 판단했다. 그 스님은 여신도 3명에게 법당 안에서 배 위에 뜸을 놔줬고, 신도들은 2,000원 내지 5,000원을 시주금으로 냈던 것.

대법원 3부(주심 권순일 대법관)는 의료법 위반 혐의로 기소된 승려 이모(66) 씨에게 벌금 300만 원을 선고한 원심을 깨고 무죄 취지로 사건을 부산지법 합의부에 환송했다고 18일 밝혔다. (중략) 대법원이, 의료법 위반으로 판결한 하급심에 대해 "쑥뜸 기구는 일반인도 시중에서 쉽게 구입해 가정에서 사용할 수 있고 이 씨가 시술 대가로 일정한 돈을 받지도 않았다"며 "이 씨의 공소 사실을 유죄로 본 원심은 의료법상 의료 행위에 관한 법리를 오해한 위법이 있다"고 판시했다.

필자는 쑥뜸 재판 기사를 읽으며 마음이 착잡했다. 그 옛날 병이 있다 싶으면 일상이었던 쑥뜸이 의료법 위반으로 재판을 받는 세상. 어디가 잘못되어 이런가 싶었다.

내시경으론 폴립만 발견돼도 껌뻑 죽으면서
민간요법은 경시하고 불신하는 풍조

민간요법이라 해서 무조건 경시하고, 인정하지 않고, 불신하려는 풍조는 언제부터 생겼나? 각종 민간의학에 대해 걸핏하면 의료법 위반을 들고 나올 것이 아니라, 민간의학을 의료 체계의 하나로서 받아들일 수는 없는 것인가? 매스컴은 매스컴대로 대체 의학에 대한 관심을 점점 증폭시키고 있지만, 제도는 꿈쩍도 하지 않는다.

시대는 점점 좋지 않은 병마가 창궐하는 쪽으로 기울고 있다. 우리나라의 천식 환자는 OECD 평균의 2배이고, 10년 사이 갑상샘암의 발병이 급증했다는 의학계의 공식 보고도 나왔다. 또 우리나라 60대의 절반이 배 속에 '암의 씨앗'을 지니고 있다고 한다.

대장 폴립을 말하는 것 같은데, 육류는 대장에 오래 남아 독으로 변하기도 하고, 술은 점막 세포를 손상시킨다. 양성 폴립이 암 되려면 10년 정도 걸린다고 하는데, 우리는 내시경검사에서 폴립이라도 발견되면 껌뻑 죽는다.

물론 암을 비롯한 불치병이라 하는 질환을 현대 의학이, 인체를 상하게 하지 않고 고칠 수만 있다면 문제는 없다. 그러나 암 치료를 위한 항암제의 해독에 대해서는 경험자건 비경험자건 고개를 설레설레 흔들고 있지 않은가?

이대로 가면 미국과 독일에
대체 의학 종주국의 영예를 뺏길 수 있어

현대 의학과 대체 의학은 적대 관계인가? 과거의 것이라 해서 무조건 배타적으로 본다는 것은 논리적 결함에 스스로 빠지는 결과를 가져온다. 위에서 언급한 폴립이나 갑상샘암이나 천식이나,

만약 현대 의학으로 예방이나 완치가 힘든 것이라면 민간의학 또는 대체 의학에 의존해 볼만도 하지 않은가?

실제로 갑상샘암으로 고민하던 환자가 우리나라 대체 의학의 종가인 인산가에서 죽염을 비롯한 몇 가지 인산 제품을 먹고 놀랍게도 완치한 사례를, 필자는 충격에 휩싸인 채로 본 일도 있다.

소장이나 대장의 용종이나 선종에 대해선 대체 의학과 현대 의학의 협업協業을 더욱 권하고 싶은 심정이다. 필자의 경우 용종과 선종이 생긴 것을 인산가의 죽염마늘 요법으로 고친 것은 물론, 그 결과로 평생 구경도 못 하던 황금변을 보고(그것도 아주 탐스럽고 굵게…. 죄송합니다. 냄새 나는 얘기해서) 놀란 사실은 지금 생각해도 신비롭기만 하다.

인산의학이 지닌 신비하고 효과 중심적인 대체 의학은 다른 나라가 흉내도 못 내는 고유한 것이다. 만약 우리나라가 제도적으로 인정치 않으려는 대체 의학을 미국과 독일이 연구·육성해서 기존 의료 체계에 접목시켜 좋은 결과를 도출한다면, 우리는 대체 의학 종주국이라는 명예를 그들에게 넘길 수밖에 없지 않겠는가?

현재 상황으로 보아선 그렇게 될 가능성도 없지 않다. 생각만 해도 아쉽고 아깝고 아찔하고 아아 소리치고 싶고…. 결국 탄식성 '아!' 자 돌림만 나온다.

17

〈삼시세끼〉차승원의 체험과
'인산가'
이승철의 체험

연예인의 체험을 자신의 체험으로
받아들이는 이유

우리는 말보다 실제 행동을 더 신뢰한다. 그래서 체험은 진리가 되곤 한다. 우리는 스스로의 체험은 물론이고 제3자의 체험에서 도 진리를 발견한다. 제3자 중에서도 연예인과 스포츠 스타 등 유명인의 체험을 지켜보며 간접적인 경험을 한다. 나아가 그 시 대, 그 사회를 대표하는 사람들의 체험을 자신에게 적용한다. 또 한 부모와 형제 등 혈연의 체험은 우리에게 성경이나 불경 이상의 지대한 영향을 미치기도 한다.

체험의 영향력에 관한 한 TV는 거의 절대적이다. TV는 인기와 명성을 갖고 있는 연예인의 체험에 재미와 감동을 배가시키는 연 출력까지 더해 우리로부터 공감을 넘어 맹신에 가까운 반응을 얻기도 한다. TV는 최근 들어 다양한 실제 체험 사례를 더 많이 보여주고 있다. 공중파에 이어 종편 채널의 가세는 그 종류를 더욱 다채롭게 했고, 명망 있는 연예인의 가세로 체험의 파급력은 더욱 막강해지고 있다. 최근 TV가 보여주는 연예인 체험은 군대 체험, 농어촌 체험, 육아 체험, 오지 체험 등이다. 눈치 빠른 독자는 이 얘기만으로 각 분야의 프로그램 이름을 줄줄이 꿰고 있을 것이다. 차승원의 〈삼시세끼〉, 김병만의 〈정글의 법칙〉 등 각각의 프로그램이 추구하는 유쾌한 체험을 즐겁게 지켜보며, 그것을 자신의 생활 속에 적용하기도 한다.

과거에 대한 체험(기성세대)이나 앞으로 다가올 미래에 대한 체험(신세대)은 시청자에게 공감을 넘어 정신적 치유가 될 수 있고, 새로운 각오와 계기를 가져다줄 수도 있으며, 책임감의 가치에 대해 통감하게 할 수도 있다.

연출된 연예인의 체험과
혈연의 실제 체험은 같을 수 없다

연예인의 '연출된 체험'보다 더 강력한 영향을 미치는 게 있다. 부모와 형제자매의 사실적 체험은 좀더 큰 반응을 불러일으킨다. 인산가 대전 지점 이승철 지점장의 경우가 그렇다. 그는 친형의 투병 생활과 인산가 제품을 통한 회복을 지켜보면서 건강의 중요성을 절감하게 됐고, 형님 이상의 인산가 마니아가 됐으며, 이를 통해 인산가 대전 지점장이라는 직위를 갖게 됐다.

이승철 지점장의 형님(이승권 씨)은 20여 년 넘게, 그러니까 인산가 초창기부터 인산죽염 애호가였다. 형님은 본래 몸이 약한 분이었다. 전립선 질환, 당뇨, 고혈압 등에 시달렸으며, 그 고통에서 벗어나기 위해 인산죽염과 유황오리진액을 열심히 복용했다. 꾸준히 인산 제품을 믿고 애용한 결과 건강이 많이 좋아졌으며, 마침내 완전한 건강을 되찾게 됐다. 그러는 사이 가족들도 전부 인산가 마니아가 됐다.

이승철 지점장 역시 형님의 건강이 좋아지는 것을 보며, 다행스럽고 기쁜 것은 물론 본인 스스로도 인산 제품에 깊은 신뢰를 갖게 됐다. 주변의 친구나 지인들에게도 어디가 아프다면 서슴없이 인산가의 제품과 쑥뜸을 권유하기에 이르렀다.

그러던 중 지난 2010년, 이 지점장의 군대 동기로부터 오픈 예정인 인산가 대전 지점의 수장을 추천해달라는 요청을 받게 된다. 인산가의 임원이었던 군대 동기는 적임자를 구하지 못해 대전점 개장에 어려움을 겪고 있었고 그의 넓은 인맥을 고려해 천거를 부탁했던 것이다. 인산가에 큰 신뢰를 갖고 있던 이 지점장이, 형님에게서 비롯된 인산가와의 인연을 이야기하자, 그 임원은 무릎을 탁 쳤다.

"다른 사람 찾을 거 없네. 이 형이 딱 지점장이구만."

이승철 지점장 또한 '그럽시다'라며 순간 그 제안을 수락했다.

인산가 회원들을 형님 모시듯 하는 것은
실제 체험에서 비롯된 결과

이승철 지점장은 자신의 친형이 전립선 질환, 당뇨, 고혈압에 시달리다 인산가 제품을 통해 완전히 회복되는 과정을 곁에서 지켜보았다. 거기서 간접 체험과 함께, 실제 체험 이상의 믿음을 갖게됐다. 방송에서 보는 연예인을 통한 간접 체험과, 피를 나눈 형제가 겪는 실제 체험은 신뢰 면에서 많은 차이가 난다. 연예인의 체험은 연출과 트릭을 동반한 가상이고, 형제의 체험은 피부에 와닿는 엄연한 사실이기 때문이다.

이승철 지점장이 대전에서 인산가 회원을 대하는 자세를 보면 완전무결에 가까운 봉사다. 제품을 팔기 위한 봉사가 아니라, 한시라도 빨리, 아픈 사람이 낫기를 고대하는 형제 같은 모습이다. 인산죽염과 전통장을 주제로 대전 시민을 대상으로 요리 교실, 건강 강좌, 건강 여행, 그리고 인산 선생의 명저 〈신약〉의 연구 클럽을 정기적으로 운영하며 대전 시민들의 건강 증진에 주력하고 있다.

인산가 회원을 마치 자신의 형님 모시듯 하는 그의 다정한 모습을 보고 있으면, 그것이 직업이나 사업이라기보단 몸이 불편한 형제자매에게 자신의 체험을 나누려는 가족의 정성으로 느껴진다.

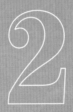

건강한 인생

인생을 바꾸려면
몸부터 바꿔야

아까워라!
앤젤리나 졸리의
아름다운 인생!

유방도, 난소도, 여자도 잃은
안타까운 여자

여자의 유방에는 사연이 담겨 있다. 여자는 가슴으로 자서전을
쓴다. 그리고 남자는 자기가 사랑하는 여자의 유방에 익사하고
싶어 한다. 그런 사람일수록 여자의 유방만 보면 가슴이 두근거
린다. 여자의 유방은 남자들의 꿈을 자극한다. 여자의 유방은, 그
것을 보는 남자로 하여금 사랑하고 싶은 감성을 자극하는 에로
스의 심벌이다. 아무도 유방 없는 여자를 생각하지 않는다. 상상
도 하지 않는다.

　그러나 앤젤리나 졸리의 유방을 생각하면 너무 아까워 잠이 안
온다는, 그런 정도는 아니겠지만 졸리의 열렬한 팬이었던 필자는
얼마 전 그녀가 암 예방 차원에서 유방을 절제했다는 소식에 적잖

이 가슴이 아팠다.

유방이 없는 여자의 가슴에선 찬바람 부는 소리가 난다. 유방을 잃은 여성은 감성도 따뜻함도 분실했다고 우리는 믿기 때문이다. 졸리는 훤칠하니 큰 키에, 미모와 연기, 그것도 온몸으로 부딪치고 뒹구는 여전사로서의 연기가 참으로 감탄스럽다.

영화 〈미스터&미세스 스미스〉 〈솔트〉 〈툼레이더〉 등에서 보여준 그녀의 섹시하고 과감하고, 거의 오버액션이라 할 만큼의 과장된 액션 연기. 특히 그녀의 풍만한 유방 라인에서 뿜어져 나오는 육감적인 볼륨.

그런데 그 앤젤리나 졸리의 유방이 없어졌다. 그리고 얼마 후에는 난소와 나팔관을 제거하는 수술을 받음으로써 그녀를 아끼고 사랑하는 사람들의 가슴을 쓰리게 했다. 사실 앤젤리나 졸리의 어머니가 2007년 난소암으로 사망했고, 그 후 난소암 유전자 변이 진단을 받은 졸리는 암 예방을 위해 난소와 나팔관을 제거했다. '아까워라 앤젤리나 졸리의 그 아름다운….' 탄식과 함께 전 세계의 남자들이 아쉬워했다는 토픽은, 안타까운 '암' 이야기다.

"노래 위해 암수술 했으나 성대는 그냥 두었다"는 이문세의 프로 의식

암이 수많은 사람을 초토화했다. 아니 암보다 더 무서운 암수술이 많은 사람을, 아까운 사람들을 초토화했다. 암수술을 했거나, 항암 치료를 받은 사람들은 알고 있다. 암보다 더 무서운 건 암 수술이라고, 암보다 더 무서운 건 항암 치료라고.

앤젤리나 졸리는 난소 수술 후 〈뉴욕타임스〉와의 인터뷰에서 "우리 아이들이 '우리 엄마는 난소암으로 돌아가셨다'는 말은 절대 하지 않을 것이다"라고 말했는데, 기사를 접한 많은 팬이 눈물을 흘렸다고 한다.

암이, 암수술이, 항암제가, 많은 사람을 망쳐놓고 있다는 사실은 정말 몸서리치게 충격적이 아닐 수 없다.

우리나라 연예인 가운데도 암으로 고생하거나, 암으로 세상을 떠나는 인기인들이 많다. 그들의 상처를 건드리기 싫어 거론하지는 않겠지만, 최근 인기 가수이자 엔터테인먼트 사업가로 활동하는 이문세의 갑상샘암 소식이 전해져 팬들을 안타깝게 했다. 그는 갑상샘암 발견 초기에 수술을 했고, 8년 후 재발되어 다시 수술을 했지만, "노래를 불러야 하니까 성대만은 긁어내지 않았다"고 밝힌 바 있다. 가수로서의 프로 의식을 확실히 느낄 수 있는 부분이다.

동시에 많은 사람의 재능과 포부, 꿈, 생명을 잃게 한 암을 치료하는 것에 있어 수술만이 최선이냐는 문제에 대해서, 그리고 암에 걸리지 않는 건강법에 다시 한 번 생각할 계기가 되기도 했다.

대체 의학이 세계적인 건강 비결로 확인되면
암에 대한 공포는 사라질 것

최근 필자는 시니어를 위한 강의에서 책 읽기를 많이 권하고 있다. 독서는 두뇌를 녹슬지 않게 하고 치매 예방 효과도 있다. 독서는 인생의 내비게이션이다. 시니어가 되면 두뇌도, 독서도, 내비게이션도 다 아니라고 생각하는 사람들이 있다. 그러나 나이 먹어 늙을수록 내비게이션은 더 필요하다. 독서는 인생의 확신과 기준을 세워주는 내비게이션이다.

예를 들어 인산 선생의 〈신약〉을 항상 옆에 두고 시간 있을 때마다 읽는 것은 매일 비타민 C나 태반주사를 한 대씩 맞는 것보다 더 확실한 건강 인생을 보장받는 비결이다. 암과 싸우지 않고 암 스스로 내 몸속에서 자라나지 못하게 평소에 내 몸을 지켜나가는 지혜가 〈신약〉 곳곳에 스며 있다.

의학 지식은 아무리 많아야 소용없다. 그것이 내 속에 들어가 융합하여 실천으로 나타날 때 우리는 그것을 지혜라고 부른다. 최근 귀가 따갑도록 듣는 융복합이 바로 인생의 지혜 찾기다.

쳐다보기만 해도 가슴 두근거리는 앤젤리나 졸리의 아까운 가슴을 생각할 적마다 삶의 지혜와 건강 비결의 융복합인 〈신약〉이, 미국과 유럽 등 전 세계의 건강 비결로 확인되는 날을 그려본다. 그렇게 되면 암에 대한 공포도, 수술 이후의 항암 치료에 대한 공포도, 아까운 유방 분실에 대한 공포도 사라지리라 확신한다.

암세포가
까불지 못하게 하는
방법이 있다면

2년간 간암 수술을 여섯 번이나 했던
내 친구의 부인은 지금…

필자의 오랜 친구는 아내의 간암으로 인해 깊은 슬픔과 절망에
싸여 있다. 그 친구는 언제나 쾌활하고, 노래와 춤을 좋아하며,
사람 사귀기를 즐겨 해서 '마당발' '인맥의 달인' '인맥의 왕' 등의
별명을 지녔을 정도로 즐겁게 사는 친구였다. 화를 내거나 괴로
워하는 것을 본 일이 별로 없다. 그러던 그의 얼굴에 슬픔과 절망
이 깃들고 있다.

몇 해 전, 그가 걱정스런 얼굴로 "제 아내가 간암입니다. 수술
해야 한대요!"라며 하기 힘든 얘기를 했을 때, 필자는 가슴이 철
렁했다. 그러나 두말 않고 "우리 함양에 갑시다. 틀림없이 길이 있
습니다"라고 위로하면서, 인산 선생이 생전에 말기 암을 비롯한

불치병 환자들을 고친 이야기를 들려주었다. 그의 얼굴에 생기가 돌았다. 그래서 그와 함양 인산가에 가서 김윤세 회장과 만나기로 약속까지 했다. 그런데 떠나기 몇 시간 전에 그에게서 전화가 왔다. 아내가 "그냥 병원에 가서 수술하겠다"고 고집을 꺾지 않는다는 것이었다.

그리고 2년이 더 흘렀다. 인산 선생 탄신 기념식에 참석하러 가기 전날 우연히 그를 만났는데 또 가슴이 철렁했다. "제 아내가 지난 2년 동안 간암 수술을 여섯 번이나 했습니다. 지금 아주 상태가 나빠서 어떡해야 할지…." 그러면서 말을 못 잇는 그의 눈가에 이슬이 맺혔다.

필자가 암에 걸릴 확률도 37.5%라니 정말, 으스스하네!

국립암센터에 의하면, 우리나라 국민이 평균수명(81세)까지 생존할 때 암에 걸릴 확률은 37.3%로, 남성(77세)은 5명 중 2명(37.5%)에서, 여성(84세)은 3명 중 1명(34.9%)에서 암이 발생할 것으로 추정됐다고 한다.

이 보고서만 보아도 몸이 으스스 떨리는 사람이 얼마나 많을까. 특히 자기 자신이나 가족 가운데 암에 걸렸던 경험이 있는 사람들은 으스스하지 않을 수 없겠다. 필자도 암에 걸릴 확률 37.5% 속에 속해 있다고 봐야 한다.

그러니까 그 보고서에 의하면 필자도 으스스한 인생을 살아야 하지만, 필자만 그런 것이 아니라 우리나라 남성들이 대체로 그렇다니까, 너무 필자 혼자 으스스할 필요는 없겠지….

그렇다면 정말 방법이 없는가? 우리는 언제까지 암에 대한 으스스한 공포심을 못 버리고 살아야 하는가?

필자는 그 해답을 인산의학에서 찾을 수 있다고 믿으며 산다. 인산 선생이 구술하고 그 후계자 김윤세 회장이 저술한 〈신약〉에 그 답이 있다. 〈신약〉이라는 책은 인산 선생이 말기 암을 비롯한 불치병을 치료한 체험과 이론이 집대성된 책이다. 우리가 오늘날 '인산의학'이라고 부르는, 우리나라 대체 의학의 기본과 중심이 바로 〈신약〉 속에 다 들어 있다.

암세포가 까불지 못하게
죽염, 마늘, 쑥뜸을 생활 속으로

암을 대하는, 암환자를 치료하는 의사의 의학 지식을 못 믿거나 그 치료 방법을 비난하고 싶지는 않다. 다만 필자는 암은 물론이고 모든 질병은 수술 같은 극한적 방법보다는 자신의 몸이 이기도록 하는 것이 최선이라고 믿는다.

암 그 자체도 무섭지만, 암수술이나 수술 이후의 항암제 치료가 더 무섭다는 암환자나 그 가족의 얘기를 들으면 진짜 으스스해진다.

필자의 형님도 암으로 세상을 떠났다. 그래서 그 고통이 어떤지를 잘 알고 있다. 다행히 필자는 운이 좋아서 인산 선생을 만나게 되었고 인산의학이 이 나이 되도록 필자의 건강을 지켜주고 있다.

암을 치료하는 의사는 거의 다 수술법을 쓰고 있다. 인산은 수술보다는 스스로의 몸이, 암은 물론이고 모든 병을 이기게 하라는 방법론을 쓰고 있다.

김윤세 교수의 〈내 안의 의사를 깨워라〉가 바로 '그대의 몸은 그대 스스로가 치료하라'는 뜻이다. 물론 치료 이전에 '그대의 몸은 그대 스스로가 지켜라'라는 뜻이 더 강하다.

암이 우리의 생명을 노리고 달려들 때, 아니 우리 몸속에서 암세포가 자라 우리의 생명을 노릴 때, 그냥 으스스하고만 있지 말라. 그보다 암세포가 우리 몸속에서 까불지(?) 못하게 스스로의 면역을 기르는 일이 먼저다. 그리고 스스로의 면역을 기르는 방법으로, 마늘과 죽염을 항상 가까이하고, 계절에 따라 쑥뜸을 뜨고, 동해안 명태 삶은 물을 즐겨 마시는 등 누구나 손쉽게 할 수 있는 일을 우선 택하라고 권하고 싶다.

아내를 안타까운 눈으로 보고 있는 필자의 친구에게, 일찌감치 이런 얘기를 강력하게 들려주지 못한 것을, 얼마나 오랫동안 후회하며 살게 될는지…

매년 마늘 1,000통 이상 먹어두면 그 어떤 병도…

동서양 통틀어
최고의 면역 슈퍼스타는 마늘

메르스가 2015년 대한민국 국민의 여름을 발칵 뒤집어놓았다. 메르스 첫 확진환자가 나온 5월 20일 이후, 전 국민이 완전 공포에 시달리는 밤과 낮을 보내야 했다. 가을이 되어 메르스가 좀 주춤해졌다고는 하지만, 아직 경계심을 풀지 말자는 당국의 당부다.

메르스가 시작된 이래 신문, 방송과 인터넷은 메르스와 면역력에 관한 기사를 계속 내보내고 있다. 즉 면역력이 높은 건강한 사람은 메르스를 크게 걱정하지 않아도 된다고 전문가들은 말하고 있다. 인류가 가장 두려워하는 암도 밖에서 몸으로 들어오는 것이 아니라, 우리의 몸속에 잠재해 있던 암세포가 면역력이 떨어졌을 때 고개를 들고나와, 우리의 신체 여기저기를 공격하는 것이다.

이번 메르스 사태로 가장 관심을 끈 것은 건강 기능 식품. 그중에서도 면역 기능의 '스타 중 스타'는 아무래도 마늘이다. 우리나라의 거의 모든 미디어가 그 당시 마늘의 면역강화 기능을 소개하느라 열을 냈던 기억이 난다.

사실 마늘은 우리 주변 가까이서 흔하게 접할 수 있는 식품이고, 단군신화에도 등장할 정도로 오랜 역사를 우리와 함께해 온 식품이다. 서양에서도 마늘은 전설의 식품, 면역 식품, 강정 식품으로 알려져 있다. 마늘의 드라마틱한 스토리는 드라큘라. 드라큘라는 이름만 들어도 벌벌 떨리는 악마인데 마늘만 들이대면 주저앉거나 도망을 친다. 실내에 마늘을 배치해 놓으면 드라큘라는 접근도 못 한다. 그만큼 마늘의 효능은 거의 전설적이다. 다만 너무 우리 가까이에 있어 그 신비한 효능을 가끔 잊어버리며 산다.

면역은 인산가의 전공 분야
동서양이 마늘의 항암 성분 인정

마늘은 죽염과 함께 인산가의 전공 분야다. 면역도 물론 인산가의 전공 분야다. 죽염, 쑥뜸 등 인산가가 일반화시킨 대체 의학 제품들은 마늘과 함께 대체 의학의 새로운 지평을 열어가고 있다. 특히 인산가는 '마늘의 재발견'이라 할 만큼 특유의 획기적인 마늘의 효능과 섭취법을 제시하고 있다.

지리산 첩첩산중 깊은 밤, 인산가에서 열리는 인산힐링캠프 마늘 파티에 참석했던 사람들은 '마늘의 재발견'이라는 의미를 알고 있을 것이다. 이 힐링캠프를 필자가 '마늘 파티'라 작명한 것을 두고 재미있다고, 신선하다고 말하는 사람들이 많다.

2013년 11월 30일 우리나라의 식약처가 마늘을 정식 건강 기능 식품으로 인정했다. 메르스 사태 이후 마늘이 면역 식품으로 각광을 받은 이면에는, 마늘에 대한 식약처의 인정이 작용했으리라고 짐작된다. 또한 21세기 초반에 미국의 세계적인 시사주간지 〈타임〉이 지정한 '슈퍼 푸드 10'에도 마늘은 물론 포함되어 있다.

세계 최고의 유방암 전문의로 알려진 이대여성암병원장 백남선 박사는 암과 관련된 많은 강의를 하고 있는데, 강의 말미에 꼭 '암을 이기는 건강식품 10가지'를 소개한다. 그 10가지 중에 마늘을 항상 제일 처음 얘기하고 있다.

백 박사는 "매일 마늘을 한 통씩만 먹으면 절대로 암에 걸리지 않는다"고 강조한다. 아니 단언한다.

또 중국의 역학 조사에 의하면 연간 1.5kg의 마늘을 먹은 사람은 그렇지 않은 사람에 비해 암 발병률이 1/2로 감소했다는 연구 결과도 있다.

마늘의 효능으로는 ▲면역 증강 ▲항암 ▲항균 ▲중금속 해독 ▲피로 해소 등이 대표적이다. 한 연구에서 쥐에 대장암세포를 접종한 뒤 마늘 추출 성분을 투입한 결과 이 성분이 없을 때는 종양이 $1,800mm^3$로 커졌지만, 마늘 성분이 들어간 쥐에서는 $500mm^3$

정도에서 멈췄다.

마늘의 탁월한 암 치료 성분이 증명된 것이다.

마늘 2,000통 먹기를 벼르는
70대의 젊은 오빠

마늘이 우리나라에서 항암 제품으로 일반에 알려지기 시작한 것은 최근 30여 년 사이. 우리나라 대체 의학의 시조로 불리는 인산 김일훈 선생의 저서 〈신약〉이 세상에 나온 1986년부터라고 보는 사람들이 많다. 이 저서에서 김일훈 선생은 특히 마늘과 죽염의 놀라운 효용에 대해서 많은 지면을 할애하고 있는데, 암을 비롯한 100여 가지 질병에 대한 면역력을 키워주는 식품으로 강조되어 있다.

앞에서 언급한 지리산 인산힐링캠프의 마늘 파티를 필자는 '면역 파티'라고도 부르고 싶다. 마늘이 출하되기 시작하는 7월부터 하루 20~30여 통의 마늘을 100일 정도 먹으면 강한 면역력을 지니게 되어 어지간한 병은 범접을 못 한다는 것을 〈신약〉은 설명하고 있다.

필자 역시 마늘을 매년 2,000여 통씩 먹고 있는데, 덕분에 이 나이에 건강에 별 이상 없이 '젊은 오빠' 소리를 듣고 있다.

4

여름방학,
아이들에겐
고액 과외보다 홍화씨를

뼈 관련 질환이나 사고에
잘 듣는 식물

질친 김 여사가 교통사고를 당했다. 70세가 넘은 김 여사는 갈비뼈가 나가고 팔꿈치가 골절되는 등 평생 처음 당한 사고에 기가 다 빠져버린 모습이었다.

이 무더운 여름, 그렇지 않아도 힘든 갈비뼈 골절에, 정신적으로 얼마나 고통스러울까.

교통사고 입원환자가 다 그렇겠지만 놀라고 걱정되고 힘들고 그렇게 초췌한 김 여사에게 무엇을 들고 병문안을 할까. 필자는 망설임 없이 홍화씨 한 통을 선물했다.

김 여사도 죽염 좋아하고 쑥뜸 좋아하고 죽마고우 좋아하고, 매달 월간지 〈인산의학〉을 읽는 인산 마니아. 인생을 선의로 살고 봉사정신 강한 삶의 주인공이다. 홍화씨 통을 받고 반가워하는 표정은 인산을 아는 사람만이 지을 수 있는 그런 얼굴이었다.

골절骨折을 비롯한 뼈에 관한 상처나 병에는 홍화씨가 아주 잘 듣는다.

2015년 7월호 〈인산의학〉에 소개된, 전 서울경찰청장 주상용 씨의 체험 기사에서 볼 수 있듯이, 뼈가 부러졌을 때 홍화씨는 골절된 뼈를 빠른 시간 내에 다시 붙게 하는 것은 물론, 골다공증 등 중년여성의 뼈 관련 증상에도 효능이 있는 것으로 알려져 있다.

홍화는 국화과에 속하는 꽃이다. 7~8월 정도에 누렇던 꽃이 홍색으로 변할 때 채취한다. 홍화씨는 고소한 맛이 있어 먹기도 어렵지 않다. 물이나 우유에 타서 먹기도 하고 그냥 입에 털어 넣고 녹여 먹기도 한다.

뼈를 재생시키는 데에 탁월한 효능이 있으며, 뼈를 든든하게 해주고, 앞에서 말한 김 여사처럼 골절이 된 경우는 그 골절 부위를 치료하는 효능이 있는 것으로 알려져 있다. 평범한 식물인데 놀라운 효능을 지니고 있다.

홍화씨는 어혈 치료에도 뚜렷한 효과를 발휘한다. 어혈이란 혈액이 정상적인 혈관에 있지 못하고 다른 조직에 정체되어 있는 피를 말하는데, 어혈이 생기면 근육이 붓고 통증이 심하게 된다. 홍화씨는 어혈을 풀어주는 성분이 강해서 타박상에 빠른 효능을 보이기도 한다.

김윤세 인산가 회장,
"나는 내가 먹기 위해서 죽염을 만듭니다"

"내가 그의 이름을 불러 주기 전에는 / 그는 다만 / 하나의 몸짓에 지나지 않았다.

내가 그의 이름을 불러 주었을 때 / 그는 나에게로 와서 꽃이 되었다."

우리나라 국민들이 애송하는 김춘수의 〈꽃〉의 첫 구절이다. 김윤세 인산가 회장은 이 시를 읽으며 홍화를 떠올린다.

"홍화씨는 한낱 이름 없는 잡초 같은 식물에 불과했다. 그런데 선친 김일훈 선생이 〈신약〉에서 홍화씨를 언급한 이래 이름 없는 식물 홍화는 유명한 약초가 되었다."

김윤세 회장의 이런 회고담 속에는 선친 김일훈 선생에 대한 그리움이 절절이 묻어나온다. 사실 〈신약〉에서 홍화씨의 효능이 밝혀진 이래 홍화씨에 관한 논문만 수십 편이나 된다고 한다.

홍화씨뿐만 아니다. 죽염만 해도 처음 나왔을 땐 너무 생소한 이름이었다. 〈신약〉을 한 번만이라도 읽어본 사람은 알겠지만, 인산 선생은 〈신약〉 속에 9회 법제해서 만드는 죽염의 제조 방법을 완전히 공개했다. 만약 인산 선생이 자신의 후계자만 잘 먹고 잘 살게 할 생각이 눈곱만큼이라도 있었다면, 죽염 제조법을 그렇게 완전 공개하지는 않았을 것이다.

인산 선생이 죽염 제조법을 그렇게 완전 공개한 것은 누구나 스스로 만들어 먹을 수 있도록 하려는 뜻이었다. 이 부분에 대해서 김윤세 회장은 전 사원들 앞에서 죽염 만드는 자신의 태도를 공개한 일이 있다.

"나는 내가 먹기 위해서 죽염을 만듭니다. 나와 내 가족, 그리고 내 주위의 모든 분들이 먹고 건강해지길 원해서 죽염을 만듭니다."

여름방학, 아이들에게 줄 것이 사교육이냐? 홍화씨냐?

홍화씨를 먹고 뼈 관련 트러블에서 벗어났다는 사람들을 여럿 만났다. 앞에서 말한 김 여사의 교통사고로 인해 홍화씨에 대한 필자의 관심도 커지지 않았나 생각된다. 특히 자라나는 세대들을 생각하면 홍화씨의 효능이 더욱 실감난다.

여름방학이다. 여름방학이 가까워 오면 TV에서 '방학이 되었는데도 사교육에 매달리는 중고생들' 얘기가 보도된다. 엄마들은 '안타깝지만 할 수 없다. 입시入試를 무시할 수도 없고…'라며 비싼 사교육에 매달리는 심정을 토로하기도 한다.

하지만 그 나이의 청소년이라면 여름방학을 맞아 사교육이나 1:1 과외보다는 역시 홍화씨다. 부모라면, 자라는 아이들에게 무엇을 권해야 할지를 알아야 한다. 물론, 사교육도 입시라는 일시적 과정을 도와줄 수는 있겠지만 말이다.

그러나 홍화씨는 자라나는 세대의 평생을 도와준다. 홍화씨가 자라나는 아이의 근골筋骨을 강하게 키우는 데 도움을 준다면, 그리고 그 근골이 그의 일생을 튼튼하게 버텨주는 것이라면, 이 여름 부모가 자녀 세대에게 주어야 할 것은 사교육인가 홍화씨인가? 아니 사교육을 하더라도 홍화씨는 빠뜨리면 안 된다.

부모가 자식에게 주어야 할 것은 여러 가지가 있다. 그중에 꼭 물려주거나 마련해주어야 할 것 1호는 무엇일까?

재산일까? 명예일까? 학벌일까? 건강일까?

물론 물려줄 것이 달랑 육체적 DNA밖에 없는 부모도 있다. 우리는 어떤 부모가 되어야 할 것인가? 아이들의 방학 동안 곰곰 생각해야 할 문제이다.

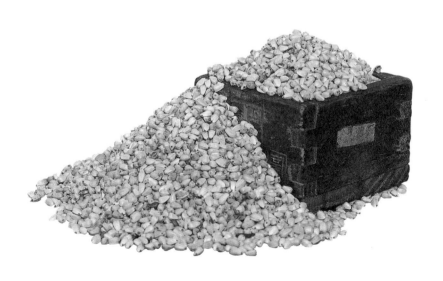

5

바꿔야 해
내 인생을
우선 내 몸을

인생에는, 변화에는 때가 있다
지금 그때가 왔다

말복도 지나고 처서가 코앞에 다가오자 이른 아침과 늦은 밤이
선선하다. 유난히 더운 여름이면, 솔직히 가을을 기다리는 사람
이 많다. 꼭 더위가 아니더라도 가을을 기다린다는 것은, 가을을
벼른다는 뜻도 된다.

가을이 오면 달라져야 한다. 가을이라는 계절의 변화 앞에 개인
도 달라지려 하고, 기업도 달라지려 하고, 정부도 달라지려 한다.

우리는 늘 벼르며 산다. 보다 잘하리라고, 보다 잘해야 한다고….
그래서 변화를 추구한다. 몸도 변화해야 한다. 가을이 되면 유독
건강을 위해 몸의 변화를 추구하고 싶어진다.

모든 변화에는 때가 있다. 변화가 성공하려면 타이밍을 맞춰

야 한다. 이 세상 모든 변화는 타이밍을 맞출 때 성공한다. 타이밍을 맞추지 않으면 모처럼의 변화 의욕도 그냥 의욕으로만 끝나게 된다.

이 가을, 내 인생이 변해야 된다 생각하거든 우선 몸을 바꿔야 한다. 몸을 바꾸지 않고 인생이 바뀌기를 기대하기는 어렵다. 변화에는 때가 있다. 몸을 바꾸고 싶거든, 그럼으로써 인생을 바꾸고 싶거든, 가을을 놓치면 안 된다. 가을을 몸과 인생을 바꾸는 유일한 찬스로 보면 어떨까?

이 가을 몸 바꾸고 싶거든,
인생 바꾸고 싶거든…

어느 해 여름인가. 전 국민을 괴롭힌 메르스는 면역력이 강한 사람에게는 범접하지 못하는 바이러스로 알려졌다. 면역력이라면 마늘이 최고라는 것도 그때 배운 사람이 많다.

면역력은 인산가의 전공과목이다. 인산가가 면역력의 센터처럼 알려진 데는, 마늘과 죽염과 쑥뜸이 있다. 마늘과 죽염이라면 껍질째 구운마늘을 죽염에 푹 찍어 먹는, 인산가의 죽염마늘을 떠올리는 사람이 많다.

특히 죽염마늘만 식탁에 놓고 벌이는, 깊은 밤 지리산 속 인산가 힐링센터의 '마늘 파티'는 그해 여름, 메르스 덕분인지 크게 화제에 오르곤 했다.

몸 바꾸기에 가장 효과적이고, 인생의 근원적인 변화를 가져다 주는 마늘과 죽염. 그리고 또 한 가지 뺄 수 없는 것이 쑥뜸이다.

최근 몇 년간 필자는, '인생을 바꾸고 싶거든 쑥뜸을, 그리고 마늘을!'이란 말을 외치다시피 하고 있다. 쑥뜸과 마늘은 필자가 오래 체험하고, 내 몸을 바꾸고 인생을 바꾸는 데 있어 톡톡히 효과를 본 것이라 더욱 그렇다.

스스로 바꾸지 않으면
아무도 내 인생 바꿔주지 않는다

대한민국은 여러 가지 기록을 가지고 있다. LPGA의 박인비나 전인지 등이 대표하는 여성 골프 같은 기록도 있고, 자살률 세계 3위라는 반갑지 않은 기록도 있다. 그리고 건강 관련 기록 중에는 항생제 남용 세계 1위 국가라는 좀 겸연쩍은 기록도 보유하고 있다. 항생제를 남용하면 면역력이 떨어져서 바이러스 침공에 속수무책, 자칫 국가 위기가 올 수도 있다.

"우리 국민 전체가 면역 능력이 정상화되어야 메르스 등 각종 바이러스 침공에도 걱정없이 건강을 유지할 수 있다"고 〈내 안의 의사를 깨워라〉의 저자인 김윤세 인산가 회장은 강의에서 여러 차례 강조하고 있다.

실제로 그의 저서 〈내 안의 의사를 깨워라〉를 살펴보면 히포크라테스의 '인간의 체내에는 수십 명의 명의가 있다'는 이론과도 일맥상통한다. 그 책과 함께 의학 관련 불후의 명저인 〈신약〉에도, 우리 몸의 자가 치유 능력과 쑥뜸, 마늘의 면역 효과에 대해 상세히 기록되어 있다.

쑥뜸의 계절이다. 몸을 바꿀 찬스다. 몸을 바꾸면 인생이 바뀐다. 가을은 몸을 바꿀 찬스이며 인생을 바꿀 수 있는 찬스이다. 지금 내 몸, 내 인생을 꼭 바꾸지 않으면 안 된다고 생각되거든, 우선 쑥뜸에, 그리고 죽염마늘에 관심 갖기를 권하고 싶다.

쑥뜸이나 죽염마늘은 내 몸을 근본적으로 바꿔놓는다. 입원해야 되는 것도 아니고 그냥 마음만 먹으면 내 몸이, 그리고 내 인생이 달라진다. 그것도 스스로 바꿔야 한다. 내 스스로 내 몸과 내 인생을 바꾸지 않으면 아무도 내 몸과 내 인생을 바꿔줄 사람은 없다. 아무도 그것을 대신해줄 사람은 없는 것이다.

6

스티브 잡스와
이건희 회장과
김윤세 회장의 공통점

스티브 잡스의 '다르게 생각하라'
이건희 회장의 '변하지 않으면 구멍가게 된다'

10월이면 스티브 잡스를 생각한다. 그는 10월에 우리 곁을 떠났다. 가을은 변화의 계절이어서 더욱 그를 생각한다. 스티브 잡스는 변화의 귀재였다. 사내에 게시한, 짧고 간결한 한마디는 그의 철학이고 경영 이념이고 그가 창업한 회사, 세계를 움직이는 회사 애플의 사시社是이고, 그가 사원들에게 요구한 단 한 가지였다.

"Think Different = 생각을 바꾸라."

이 한마디가 스티브 잡스를 대표하고, 애플을 대표하고, 세상을 변화시키고 21세기를 리드하는 위대한 철학이 담긴 명언이다. 스티브 잡스는 인생 자체가 '생각 바꾸기'였다. 그의 인생 자체가 변화의 상징이었다. 여기서 그의 인생 전부를, 그의 사업과 그의 철학을 다 얘기할 생각은 없다. 다만 그의 탄생 시기와 사망 시기도, 어쩌면 변화를 상징한다.

그는 2월에 태어나고 10월에 갔다. 봄이 오는 변화의 계절에 태어나, 가장 계절의 변화가 노골적으로 느껴지는 가을의 한가운데서 떠났다. 사원들에게 오직 "생각을 바꾸라"를 강조하던 CEO답게, 인생을 오감에 있어 변화의 계절을 택한 것일까?

'변화' 하면 지금 병석에 누워 있는 이건희 회장을 생각한다. 그는 항상 변화 경영을 경영 신조로 삼았다. 적당한 타이밍에 변화를 강조했다. 새해를 주로 해외에서 맞는 그는 귀국하는 공항에서부터 변화를 들고 한 해를 시작했다.

"마누라 빼놓고는 다 바꾸라!" 극단적인 변화가 아니면 그건 변화가 아니라는 그의 변화 철학을 한마디로 표현한 명언이다.

"삼성도 잘못하면 구멍가게로 전락할 수 있다." 역시 극단적인 변화 없이는 발전할 수 없고 결국은 망하고 만다는, 그의 변화를 주제로 한 경영 철학이다.

김윤세 회장의 진담 섞인 고급 조크
"스티브 잡스, 죽염과 마늘 좀 먹었으면…"

㈜인산가 김윤세 회장의 강의는 전국적으로 소문난 명강의다. 그의 해박한 한학漢學 실력은 물론 때로 툭툭 던지는 고급 유머는 강의를 듣는 청중을 웃기면서도 깊은 생각을 하게 만든다.

"스티브 잡스는 참 아까운 사람이다. 나하고 동갑이다. 많이 아프다가 갔다. 아플 때 나에게 연락이라도 좀 했으면 죽염이랑 마늘 좀 먹게 해서 낫게 했을 텐데… 생각할수록 아깝다."

여기서 김윤세 회장이 스티브 잡스와 죽염, 마늘을 연관시켜 언급한 데는 그 나름대로의 뜻이 있다. 스티브 잡스는 거의 동양적이다. 그는 매일 참선을 했다. 서양에선 명상이라고 부르는 참선이 어쩌면 잡스의 성공 이유라고 말하는 전기 작가도 있다.

잡스의 성공과 참선의 관계는 다음 기회에 얘기하기로 하고, 김윤세 회장이 스티브 잡스를 언급한 것은 스티브 잡스라면, 특히 참선 등 동양적인 취향으로 보아 능히 죽염이나 마늘의 자가 치료 능력을 믿어주었으리라는 뜻에서이다.

자가 치유라는 것은 무엇인가? 내 몸속에 변화를 일으켜, 나빠진 몸의 상태를 내 몸의 힘으로 좋게 만드는 치유법 아닌가?

소금은 무조건 나쁘다는 저염 논리 시대에 코페르니쿠스적인 김윤세 회장의 자가 치유법

필자가 스티브 잡스, 이건희 회장, 김윤세 회장의 얘기를 길게 하는 것은 그들이 모두 변화의 기수이기 때문이다.

김윤세 회장은 '소금은 짜서 몸에 무조건 나쁘다'는 수상한 논리가 횡행하던 80년대에 선친 김일훈 선생과 〈신약〉을 저술(1986년)해서 세상에 내놓았는데, '저염 시대'에 죽염을 세상에 내보낸 것은 그야말로 코페르니쿠스적인 변화의 예고편이 아닐 수 없었다.

〈신약〉의 가공할 반응에 힘입은 김윤세 회장은 이듬해 ㈜인산 가를 설립해, 본격적인 '변화의 내 몸 치유법'의 실천, 국민 전체의 자가 치유와 면역력 제고에 앞장선다.

때로는 죽염의 코페르니쿠스적인 자가 치유 철학을 무조건 반 대하는 통설에 의해 세속적인 공격을 받기도 했지만, 미국(하버 드대학)이나 중국의 의학계가 그의 자가 치유 의견에 동의하고, 죽염의 무해無害를 입증하며 김윤세 회장의 손을 들어주기도 했 다. 그의 변화의 철학, 의학의 힘이 아니라 내 몸의 힘으로 내 병 을 고친다는 그의 변화 철학은 지난 여름 메르스가 한창일 때 더 욱 신뢰받기도 했다.

7

오줌발 세기
시합하는 친구라야
진짜 친구?

전립선에 대해
신경쓰기 시작할 때

나란히 쭈~욱 서서 '누구 오줌발이 멀리 가냐'를 놓고 시합하던 시절이, 말하자면 누구에게나 옛날에 금잔디 동산 시절이다. '그 금잔디 동산의 오줌 줄기가 말하자면 황금 시절이 아니었을까?'를 시니어들은 생각한다. 더구나 다음과 같은 증세가 자신에게도 있나 없나를 궁금해할 때 그는 늙지 않았어도 시니어다.

- 소변 줄기가 가늘고 힘이 없다. 중간에 소변 줄기가 끊어지기도 한다.
- 소변을 보고 나서도 시원하지가 않다는 느낌이 든다.
- 소변이 나오기 시작할 때까지 시간이 걸리거나 힘을 주어야

한다.

- 소변이 자주 마렵거나 갑자기 소변이 마렵고 참기 힘들다.
- 밤에 잠을 자다가 일어나서 소변을 보아야 한다.

위에 열거한 증세들은, 오줌발 세기를 시합하는 세대들과는 선혀 관계가 없는 증세들인데, 네이버 지식백과에서 퍼온 전립선 비대증이나 전립선암 초기 증세들이다. 최근 우리나라 남성의 전립선암 사망률이 30년 새 10배로 늘었다는 언론보도는 50대 이상 시니어들의 가슴에서 덜컹 소리가 나게 했을 것이다. 중년 이후 남성 대부분이 전립선 비대증 증세를 보이고 있다고 하는데, 50대 이상 대부분이 '나도 그러면…'이란 생각이 들 것이다.

하룻밤에 2~3회 화장실 드나들던 친구의 전립선은

필자는 최근 전립선암에 대한 언론보도를 보며 H 사장을 생각했다. 그가 필자에게는 오줌발 시합 친구 중의 하나인데, 약 3년 전 아무래도 한동안 조용한 시골에 가서 지내야겠다면서 소식이 끊어졌다. 그가 서울에서 사라지자 지인들 간에 이러쿵저러쿵 말도 많았다. 암 같은 고약한 병에 걸린 거 아니냐는 오해도 있었다.

필자는 그가 회사도 자기 동생에게 맡기고 서울에서 사라진 이유를 아는 몇 사람 가운데 하나였는데, 그가 서울을 떠나 낙

향한 이유는 전립선 때문이었다.

좀 소심한 편인 H 사장은 자신의 전립선 증세를 누가 알까 숨기고 있었다. 창피하다는 것이다. 친구들과 골프 여행을 가도, 다른 사람들은 룸메이트와 둘이 한방을 쓰는데 그는 꼭 독방을 썼다. 핑계는 자기가 코를 많이 골아서 그렇다고 했지만, 사실은 하루 밤에 2~3번 화장실을 드나드는 바람에, 룸메이트 되는 사람에게 미안해서 그랬던 것이다.

그러고는 고향으로 내려갔다. 그러던 그가 아주 건강해져서 돌아왔다. 저녁을 먹으며 이야기꽃을 피우느라고 시간 가는 줄도 모르던 3시간 내내 화장실엘 한 번도 가지 않았다. 그전 같으면 3시간 동안 2~3번은 화장실에 들락거려야 했던 H 사장이었다.

누구나 가능한
손쉬운 자연 치유법, 면역강화법은?

"보약은 무슨… 아 그렇지, 보약 먹었지. 내가 고향에서 먹은 것이 다 보약이었지. 맞아 보약이야."

H 사장이 명태 삶은 물, 죽염마늘, 유황오리 등을 자랑처럼 떠들 때, 필자는 아하 하고 무릎을 쳤다. '인산가를 만났구나!' 그가 열거한 명태 삶은 물, 죽염마늘, 유황오리 등은 인산가의 식품이다.

특히 H 사장이 자랑처럼 단전에 쑥뜸 떴다는 얘기를 하며 "좀

따끈따끈해. 견딜 만해!"하고 웃을 때 필자는 그를 화장실로 데리고 가서 "너만 쑥뜸 떴냐?"하며 필자의 단전 쑥뜸 자리를 보여 주었다. 그러자 그는 자기도 단전 자리를 보여주겠다며 벨트를 풀었는데, 아직 쑥뜸 자리가 아물지 않아 고약을 붙이고 있었다.

"내가 말이야, 동창생 놈들 다 불러놓고 쑥뜸 얘기 해줄란다! 전립선 강화하는 데는 단전 쑥뜸 이상 없는 것 같아!"

금년 들어 3년째 단전 쑥뜸을 뜨고 있다는 그가 필자에게 눈을 찡끗 윙크하며 "시합할래?"하며, 오줌발 시합을 들고 나오는 바람에 우리 둘은 한동안 폭소를 그치지 못했다, 화장실에서.

인산가 김윤세 회장의 저서 〈내 안의 의사를 깨워라〉는 우리의 신체가 지닌 자연 치유력으로 병 없이 건강한 인생을 지낼 수 있는 비결이 담긴 책이다. 그 책보다 먼저 선친과 공동저작한 〈신약〉을 읽은 독자는 알겠지만, 암 등 우리가 한때 불치병이라 여기던 각종 질환에 대한 예방이나 치료법이 아주 손쉽게 서술되어 있다.

여기서 '손쉽게'라는 표현을 쓴 것은 〈신약〉 속의 치료제들은 거의가 구하기 쉽고 흔한, 우리 주변의 식물이나 동물이나 광물로 되어 있다는 사실 때문이다. 우리나라의 산야에 흩어진 잡초에 지나지 않는 식물 가운데 80%가 약초라는 깜짝 놀랄 사실도 〈신약〉 속에서 증명된다.

인산의학의 기본 원리, 그리고 궁극적인 원리는 '자연 치유'라 할 수 있다. 내 몸의 의사만 깨우면 되는 것이다.

8

우리는 왜
제명에
죽지 못하는가?

인생 100세 시대에,
65세는 노인도 아니라지만

고종명考終命은 인간의 축복 다섯 가지를 말하는, 소위 5복 가운데 하나다. 즉 하늘이 인간에게 부여한 천명天命을 다 살고 나서 죽음을 맞이한다는 뜻이다. 제명에 죽는다는 것이 바로 고종명이다.

오복은 첫째가 장수하는 것이고, 둘째가 부유하게 사는 것이고, 셋째가 안락하게 사는 것이고, 넷째가 훌륭한 덕을 닦는 것이다. 그리고 마지막 다섯째가 천명을 다 살고 죽는 것을 말한다.

인생 100세 시대. 직장인의 정년퇴직 연령 60세도, 권고조항에서 의무조항으로 바뀌었다. 2016년 1월 1일부터 공기업, 공공 기관, 지방공기업, 상시근로자 300인 이상 사업장에 적용되며,

2017년 1월 1일부터는 국가 및 지방자치단체, 상시근로자 300인 미만 사업장에도 적용된다. 직장인의 정년에 관한 법률을 고치는 등 난리를 부리는 것은 바로 인간 수명 100세 시대를, 100세 시대답게 하자는 뜻이다.

UN은 얼마 전까지 노인 연령을 65세로 하던 것을 70세로 상향 조정했다. 우리나라도 이에 맞춰 노인 기준을 70세로 하고 있다. 역시 100세 인생에서 65세는 노인이 아니라는 뜻이 담겨 있다.

한국인 3명 중 1명은
평생 한 번은 암에 걸린다

그렇다면 우리는 진짜 100세 인생을 살고 있는가? 아니 100세가 넘든, 100세가 안 되든, 고종명하고 있는가? 즉 제명에 인생을 끝내고 있는가? 또는 제명에 죽지 못하면 어쩌나 하고 전전긍긍, 공포에 시달리는 사람은 없는가?

100세 인생이라지만 우리를 겁주는 단어들은 우리 곁에 산재해 있다. 우선 암癌을 생각해보자. 암이라는 글자만 떠올려도 기분이 별로다. 2014년 초 보건복지부·국립암센터 중앙암등록본부는 '2013년 국가 암등록 통계'를 발표해 우리의 관심을 집중시킨 일이 있다. 또 이 발표를 인용해서 신문과 방송은 '한국인 36.6%는 평생 한 번은 암에 걸린다' 등의 제목으로 우리를 긴장시키기도 했다.

아무리 좋게 생각해도 기분 나쁜 얘기가 바로 암에 관한 통계나 보도들이다. 특히 주변에서 암환자가 생기는 경우 '혹시 나도?' 하는 불안감이 무의식중에 우리를 사로잡기도 한다. 좌우간 '암'이라는 글자만 봐도 기분 나쁘다. 으스스해진다.

'내 안의 의사=면역력'으로
고종명하는 길

더구나 전 국민의 36.6%가 암에 걸릴 확률을 지니고 있다니, '혹시 나도?' 하는 불안감을 기우라고만 할 수는 없다. 결국 고종명이라는 것이 있느냐는 의문도 나온다. 즉 우리는 제명에 죽는 경우가 드물다는 얘기 아닌가? 교통사고나 천재지변(화산 폭발, 쓰나미 등)은 물론이고 암을 비롯한 많은 질병을 생각한다면 제명에 죽는다는 것이 얼마나 힘든가를 알 수 있다.

제명에 죽지 못 한다면 가장 많게는 병으로 죽는다. 결국 고종명하려면 암 같은 것에 걸려들지 말아야 한다. 그게 인간의 뜻대로 되느냐고 묻고 싶은 사람이 많을 것이다. 암에 걸리면 고치기는 힘들지 몰라도 사전 예방은 가능할 수도 있다.

최근 몇 년 사이 공중파 TV나 종편과 신문 등 모든 매스컴이 건강 관련 프로그램을 통해 암 등 각종 난치병 치료 사례를 많이 발표하고 있다. 100세 인생 시대를 의식한 이런 방송 덕에 암도 치료할 수 있다는 것과 함께 우리 모두가 알게 된 사실이 있다. 암 역시 사전 예방이 불가능하지는 않다는 것이다.

암 같은 것이 아무리 우리를 공포에 몰아넣어도 다행인 것은, 면역력이라는 것은 몸 안에 원래 있는 것이기도 하지만 후천적으로 키울 수도 있다는 사실이다.

예를 들어 마늘 같은 것은 약이 아니라 식품이지만(그것도 우리나라 어디에서도 키울 수 있고, 구할 수도 있는 식품이지만) 마늘의 효능에 대해서는 책 몇 권을 써도 좋을 만큼 강력한 면역 효과를 지닌 식품이다.

암 앞에 속수무책이었던 시절, 마늘과 죽염으로 암을 비롯한 불치병 치료에 앞장섰던, 지리산 삼봉산 밑 인산 김일훈 선생의 얘기는 한때 전설 따라 삼천리 식으로 전해져 왔지만, 1986년 그의 저서 〈신약〉 출판을 계기로 세상에 알려졌고 제도권의 인정을 받기 시작했다.

〈신약〉은 그 후계자인 인산가 김윤세 회장이 선친 김일훈 선생의 구술을 기록한 책이다. 그 책 속에 암을 비롯한 각종 질병의 치료법, 특히 스스로도 예방할 수 있는 비법이 상세히 기술되어 있다.

또 김윤세 회장의 〈내 안의 의사를 깨워라〉 역시 '병에 걸리기 전에 스스로 면역력을 키우라'는 데에 중점을 두고 있다. 그러니까 병에 걸려 일찍 눈감기보다는, 미리 면역력을 길러 암 같은 것에 희생되지 않고 고종명하는 길은 스스로 발견할 수밖에 없는 것 같다.

9

독감과 지카는
그렇다 치더라도,
일회용주사기는 뭐야?

음력설 전후해서
우리를 겁주는 독감과 지카

그해(2016년) 1월이 최근 수십 년간의 1월보다 따뜻했다고 한다.
그런데도 겨울 막판의 독감 환자가 크게 늘어 비상이 걸렸다. 황
금연휴도 망치고, 연휴 끝 일상으로 복귀하지 못한 사람들이 늘
면서 여기저기 아우성이었다.

　독감에 걸려 출근도 못 하는 안타까운 직장인도 흔하게 눈에
띄었다. 질병관리본부에 따르면 2015년 12월 31일부터 이듬해 1
월 6일까지 38도 이상 고열과 기침, 목 아픔 등의 증상을 나타낸
인플루엔자 의심 환자 수가 외래환자 1,000명당 41.3명에 이르렀
다. 이는 그해 겨울 인플루엔자 유행주의보 수준(1,000명당 11.3
명)의 약 3.7배나 되는 수치다.

비슷한 시기에 지카 바이러스라는 괴물이 나타나 인류를 긴장시켰다. 모기에서 임산부에게로 옮아가는 이 병은 태아에게 바로 전이되어 소두증이라고 하는 병에 걸리게 한다. 소두증은 두부頭部 및 뇌가 정상보다도 이상하게 작은 선천성 기형의 하나라고 한다.

얼마나 끔찍한 일인가? 그해 8월에 브라질 리우데자네이루에서 개최된 올림픽의 축제 기분은 지카 덕분에 반 이상 망가졌다. 이 기간 중 젊은 남녀의 섹스와 지카와의 관계를 염려한 브라질 당국은 지카 예방을 위해, 거리에서 행인들에게 콘돔을 나누어 주는 이색 풍경까지 연출했다.

지카 바이러스가 면역체계가 미치지 못하는 장기에 숨어 치료를 더욱 어렵게 한다고 영국 일간 〈데일리메일〉이 그해 2월 15일(현지 시각) 보도했다. 이 고약한 지카 바이러스가 고환·태반·뇌 등 '면역 특권' 장기에 잠복한다는 것이다.

지카 바이러스는 혈액뿐만 아니라 정액, 신생아의 뇌조직, 태반, 양수 속에서도 발견되고 있다. 의학 잡지 〈신종전염병〉에 따르면 68세 남성의 정액에서 두 달 넘게 지카 바이러스가 살아남은 것으로 조사됐다. 위협적이고 겁난다.

네티즌들도 들고 일어났다
"그런 인간들이 무슨 의사냐?"

독감과 지카 바이러스는 어쩔 수 없는 부분도 있으니 그렇다 치

자. 일부러 그런 것은 아니라고 치자. 그렇다면 그 비슷한 시기에
터진 일회용주사기 재사용은 또 뭔가?

일회용주사기 재사용으로 수백 명이 간염에 집단감염 되고, 보
건복지부는 주사기 등 일회용 의료기기를 재사용하는 것으로 의
심되는 의료기관에 대한 신고를 접수한다고 밝혔다. 즉 일회용주
사기를 재사용하는 의사나 병원을 고발해달라는 것이다.

국회도 나섰다. 주사기 재사용 처벌 강화법이 국회 보건복지위
원회를 통과했다. 주사기를 재사용할 경우 최대 5년 이하 징역에
처한다는 법률안이다.

인터넷에서 네티즌들도 와글와글이다. "재사용하면서 죄책감
정도는 느꼈을까? 남이야 병들어 죽든 말든 자기 배부르면 그만
인가?" "이건 살인 행위나 마찬가지다" "비양심적 의사. 100원 아
낀다고 남이야 더 큰 병이 들든 말든 상관없다니! 의사로서 기본
도 안 돼 있는데 무슨 의사야~ 이런 의사는 의사면허 영구히 박
탈해라"라고 주장했다.

면역력 강화와
그 봄 나의 '마늘 없는 인생'은

우울하다. 독감과 지카는 그렇다 치자. 예고 없는 괴질의 출현은
인간의 힘으로는 불가항력일 수도 있다. 그러나 일회용주사기 재
사용은 정말 창피한 일이다. 명색이 의사라는 인간이 100원을 아

끼기 위해 재사용한 주사기 탓에 수백 명이 집단으로 간염에 걸려야 하다니!

"그런 의사들이야말로 독감이나 지카 바이러스 같은 못된 바이러스"라는 어느 네티즌의 분노가 이해가 간다.

지카 바이러스가 면역체계가 미치지 못하는 장기에 숨어 치료를 더욱 어렵게 한다지만, 그래도 우리는 꾸준히 면역체계 강화를 생활화해야 한다. 면역체계 강화가 생활화된다면 겁 안 내고 살 수 있을 것이다.

필자는 마늘에 의존하고 있다. 필자뿐 아니라 마늘로써 면역체계를 강화하고 건강을 지키려는 사람들이 점점 늘어간다. 사실은 2015년 여름부터 겨울의 절정인 구정 때까지 계속 마늘을 구워 죽염에 찍어 먹었다. 아내는 그럴 것이 아니라 마늘을 하루도 거르지 말고 매일 조금씩이라도 먹자고 제의했다.

그런데 웬걸! 인산가에서 공급하는 유황밭마늘은 바닥이 났다. 전년도에 메르스가 기승을 부릴 때 서양의학, 한의학 할 것 없이 면역력 강화엔 마늘이 최고라는 발표가 있은 이래, 그리고 그것을 식약처가 인정한 이래 마늘 마니아들이 점점 늘고 있기 때문에 인산가 마늘이 일찌감치 동이 났다는 의견이다.

새 마늘이 출하될 때까지는 할 수 없이 '마늘 없는 인생'을 살아야 한다고 생각하니 공연히 기분이 허전하다. 지카와 독감 때문에 더 허전해졌다.

10

눈에 보이지도 않는 미세먼지에 떨고 있는 인생

코털에도 걸리지 않는 작은 미세먼지가 인간을

이젠 미세먼지 주의보가 시도 때도 없이, 거의 매일 발령된다. 기상청은 마스크 착용을 권하고 있다. 이름만 들어도 기분이 으스스해지는 미세먼지.

미세먼지가 고약한 것은 워낙 입자가 작아서 흡입 시에 코 점막을 통해 걸러지지 않고 폐포까지 침투하여 천식이나 폐 질환 등 각종 호흡기질환의 원인이 될 수 있기 때문이다. 또한 임산부가 미세먼지를 일정량 이상 흡입하면 기형아를 출산할 비율이 높아진다. 얘기 나온 김에 미세먼지의 고약한 독성에 대해 알아보자.

① 사람의 폐포 깊숙이 침투해서 기관지와 폐에 쌓인 미세먼지는 각종 호흡기질환의 직접적인 원인이 되어 몸의 면역기능을 떨어뜨린다.

② 천식과 호흡곤란을 일으키며 비 또는 눈 속의 중금속 농도를 증가시킨다.

③ 어린이의 경우는 폐 기능이 발달되는 시기에 호흡기가 이런 위험물질에 노출되면 성인이 되어서도 폐 기능에 영향을 받을 가능성이 커진다.

④ 초미세먼지의 노출은 저체중아 출산, 조산아 등으로 나타난다.

⑤ 대기 중에 부유하면서 빛을 흡수·산란시키기 때문에 시야를 악화시키기도 한다.

⑥ 식물의 잎 표면에 쌓여 광합성 동화작용, 호흡작용과 증산작용 등을 저해해 식물에도 나쁜 영향을 미친다.

⑦ 감기나 천식뿐 아니라 심지어 우울증의 원인이 되기도 한다.

⑧ 코와 입으로 들어오면 기도에 염증을 일으키고 감기 바이러스를 20배 증가시킨다. 가벼웠던 감기가 미세먼지 때문에 심해지고 잘 회복되지 못하는 경우가 생기기도 한다. 미세먼지보다 더 작은 초미세먼지도 있다. 미세먼지보다 더 고약하다.

(이상 네이버에서 인용함)

한 나라를 시끄럽게 만드는
죽음의 괴질들은 왜 늘어나나?

미세먼지는 이처럼 위험해서 정부가 미세먼지에 관한 정보를 시시각각 일기예보로 알려주고 있다. 매일 아침 일기예보부터 본다는 사람들이 점점 늘어나고 있다. 뉴스에서도 일기예보가 인기다. 매일 전체 기사 중에 베스트 5 안에 들어간다.

그해 겨울은 어지간히 추웠다. 날씨가 변덕스러워 좌우간 체감온도 영하 20도까지 내려간 서울의 기온을 비롯해서 어디서나 일기예보가 화젯거리였다. 봄소식이 날아든다 싶더니 미세먼지가 또 나타났다. 여기에 황사도 가세했다. 더구나 2016년 올림픽 때부터 본격적으로 시작된 지카 카이러스 공포는 메르스처럼 우리를 긴장시켰다.

그리고 보니 해마다 이렇다. 최근 10여 년을 놓고 따져보면 AI, 구제역, 에볼라 바이러스…. 어느 해고 미세먼지나 황사 또는 괴질이 우리를 괴롭히지 않은 해가 거의 없지 않은가?

알파고와 죽염은
면역력 면에서 누가 더 셀까?

모기에서 임신부에게로 옮아간다는 지카는 태아에게 바로 전이되어 소두증을 유발한다고 한다. 소두증은 두부 및 뇌가 정상보다도 이상하게 작은 선천성 기형의 하나로 대개의 경우 앞이마의 발달이 나쁘고 상하로 두부가 작게 보인다. 소두증에 걸리면 정신박약을 나타내는 것 외에 여러 가지 신경 증상을 나타낼 수 있다. 뇌성마비에 포함된다.

급기야 그해 3월 21일 월요일 아침 아주 기분 나쁜 뉴스 하나가 골때리며 달려들었다. 국내 지카 바이러스 1호 환자가 발생한 것이다. 미세먼지, 황사, 지카 바이러스…. 공포의 삼중주가 울려 퍼졌다.

지카는 올림픽까지 뒤흔들어 놓았다. 그해 8월에 브라질 리우데자네이루에서 개최될 올림픽의 축제 기분은 이미 반 이상 망가졌다. 그 기간 중 젊은 남녀의 부절제한 섹스를 염려한 브라질 당국은 행인들에게 콘돔을 나누어주는 이색 풍경까지 연출했다. 지카가 섹스와 밀접한 관계가 있다 해서 벌어진 촌극이다.

미세먼지나 괴질은 면역력이 떨어진 사람을 노린다고 한다. 면역력이 강하면 큰 문제없이 넘어간다니 그나마 다행 아닌가? 이 문제에 대해서 알파고에 묻고 싶다. 우리나라 최고의 바둑 9단 이세돌을 여지없이 패배시킨 알파고 아닌가.

그러나 물어보나마나 알파고는 아직 지카 바이러스 앞에 속수무책이긴 마찬가지다.

알파고도 이기지 못하는 지카 바이러스 등 각종 괴질을 우리 몸속의 면역력이 그나마 견뎌낼 수 있다는 사실은 행운이다. 필자가 여러 차례 강조했지만 면역력 강화에는 죽염, 마늘, 쑥뜸, 유황오리 등이 절대적 신뢰를 얻고 있다.

인공적인 화공약품 등의 성분이 섞이지 않은 자연 그대로의, 이 나라 산하에 흔한 식물, 동물, 광물 등의 성분들이 각종 공포스러운 괴질과 당당히 맞서고 있다.

이런 상상을 해본다. 면역력과 관련하여 알파고와 죽염의 대결, 알파고와 쑥뜸의 대결, 알파고와 마늘의 대결을 보게 될지 모른다. 진짜 한번 그 대결을 보고 싶다. 면역력 강화에 알파고는 아직 입문조차도 못 한 형편이지만 말이다.

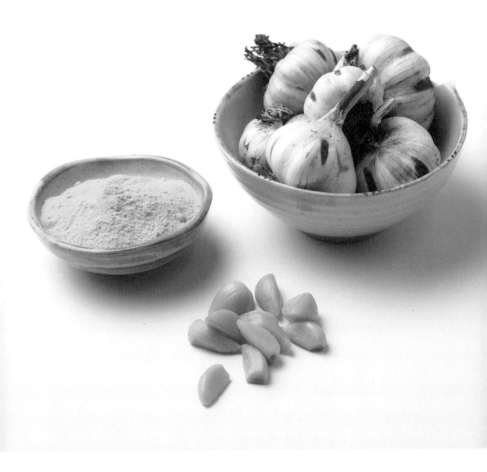

11

왜 이 나라 남편들은
아내를
머리 아프게 하나?

편두통 환자
여성이 남성의 2.5배나!

"여성이 행복한 곳에서는 아무리 짓궂은 운명의 여신도 미소 짓는다." 필자가 70년대부터 주장해왔고 현재는 이 세상 모든 페미니스트들이 한결같이 추구하는 것은 '여성이 행복한 시대'이다.

그 나라가 선진국이냐, 후진국이냐 하는 기준도 여성의 삶을 가지고 따진다. 여성의 삶에 불편함이 없는 나라라면 선진국이다. 그렇지 못하면 후진국이다. 그러면 우리나라는 어떤가? 썩 선진국은 아니지만, 30~40년 전에 비하면 그래도 썩 후진국도 아니다.

여성들이 제 뜻대로 되지 않을 때 뱉는 첫마디가 '골치 아프다'이다. 골치 아프다는 것은 바로 두통을 말한다. 편두통도 두통이다. 그러니까 많은 여성이 편두통 앓는 나라는 그렇게 선진국은 아니라고 보아야 한다.

그런데 우리나라는 편두통 환자가 날이 갈수록 늘어나고 있다는 통계가 나왔다. 특히 주의를 끄는 것은 여성 편두통 환자가 남성 편두통 환자보다 2.5배나 많다는 사실이다.

2017년 5월이었던가. 국민건강보험공단의 건강보험 진료비 지급 자료 분석 결과에 따르면 편두통(질병코드 G43) 환자는 2010년 47만 9,000명에서 2015년 50만 5,000명으로 5년 사이 5.3%가 늘었다. 전년도 편두통 환자 중 여성은 71.4%(36만 1,000명)로, 남성 28.6%(14만 4,000명)의 무려 2.5배였다.

여성 편두통 환자가 많은 것은 여성 호르몬인 에스트로겐, 프로게스테론이 편두통 발생과 연관이 있기 때문인 것으로 보인다. 가임기 여성에게서 편두통의 유병률이 높으며 일부 여성은 생리 때 편두통이 발생하기도 한다. 특히 50대에서 편두통 환자가 가장 많은데, 여성 호르몬과 관련이 있는 것으로 공단은 분석하고 있다.

한국 남편들은
아내의 편두통이다?

여성의 편두통은 의학적 관점에서만 보아선 안 된다. 결혼한 여성의 편두통은 그녀의 남편, 그녀의 자녀, 그녀의 가정과 관계가 깊다는 것은 상식에 속한다. 삼성생명 은퇴연구소가 820명의 기혼자를 대상으로 조사한 결과, 부부는 상대방의 말에 대단히 민감한 것으로 나타났다. 즉 남편이 '뭘 안다고?' 또는 '아, 됐어!' 등 무시하는 듯 던지는 한마디가 아내의 자존심을 상하게 하는 말로 나타났다.

물론 이 조사에서는 아내도 그런 말로 남편의 자존심을 많이 건드리는 것으로 되어 있지만…. 대개의 경우 부부간 대화에서 상대방 자존심을 건드리는 주범(?)은 주로 남편이다.

'한국 아내들의 가장 큰 슬픔은 가장 가까운 사람, 가장 사랑받아야 할 사람으로부터 무시당하고 있다는 점이다. 결혼한 대한민국 여성을 가장 많이 무시하고 모욕하고 상처 주는 사람은 누구인가? 슬프지만 바로 그녀의 남편이다.'

위의 인용구는 필자가 〈여원〉을 발행하던 70년대부터 주장하던 내용이고, 필자의 저서 〈아내를 이렇게 사랑하라〉에서도 언급한 바 있다. 이처럼 남편이 무심코 던지는 한마디가 아내의 자존심을 상하게 하는 것은 물론, 편두통의 큰 원인이 되고 있다고 보아야 한다.

남편 건강 돌봄이 아내를, 이제는 남편이 돌봐야 할 차례

특히 50대 여성에서 편두통 환자가 가장 많은 원인은 50대 여성의 육체 연령만이 아니라, 사회적 연령과 가정적 연령까지 고려해야 하지 않을까? 즉 사회적으로는 직장생활을 하던 여성도 거의 대부분이 집안에 들어앉을 연령이고, 가정적으로는 남편이 사회생활에서 은퇴한 경우가 많고, 자녀들이 취업이나 결혼 문제에 직면해 있을 연령이다. 말하자면 머리 아픈 일이 주변에서 그녀를 에워싸게 되는 연령층이 여성의 50대가 아닐까?

게다가 50대 여성의 경우 남편의 건강에 바짝 신경쓰기 시작한다. 남편의 건강을 일일이 챙겨주고, 건강식품도 사다가 대령하는 연령대인 것이다. 편두통이 생길 수밖에 없지 않은가?

아내가 남편의 건강을 챙겨주고, 건강 기능 식품 등을 꼼꼼히 챙겨주는 시대. 이제 이런 시대적 조류를 바꿔야 한다. 남편이 아내의 건강을 챙기고 건강식품에 신경써주는 시대로 바뀌어야 한다. 그렇게 된다면 아내들의 편두통도 많이 사라질 것이고, 우리나라는 선진국 대열에 진입할 것이다.

몸의 변화가, 50대라면 남편보다 아내에게 많이 일어날 때이다. 이 시기에 남편이 아내에게 어떤 세심한 배려를 하느냐에 따라 아내의 편두통은 더 심해질 수도 있고, 씻은 듯이 나을 수도 있다.

12

환자를
살리는 진단과
죽이는 진단의 차이

0.5cm 이하의 결절(혹)까지도
수술하게 했던 과잉 진단

갑상샘암은 한때 우리나라 국민 암 발생 순위 1위였다. 1년에 4만 명까지 치솟았던 갑상샘암 환자는 2009년 이후 6년 동안 암 발생 순위 1위를 유지하다가, 2015년에 2만 명대로 떨어지면서 암 발생 순위 2위로 내려앉았다.

이 문제에 대해 보다 구체적이고 정확하게 알기 위해 2016년 6월 10일 자 〈조선일보〉 기사를 잠깐 살펴보자. '과잉 진료 막으니… 갑상선암 환자 3년 새 반토막'이라는 제목의 〈조선일보〉 기사는 아마도 갑상샘암과 관련 있던 사람들에겐 쇼킹한 뉴스가 될 것이다.

"암환자 발생 1위를 기록하며 4만 명대까지 치솟았던 갑상샘암 환자가 작년에 2만 명대로 줄어 갑상샘암 과잉 진단의 광풍이 수

그러들고 있는 것으로 나타났다. 한국은 최근 10여 년 동안 초음파로 미세한 갑상샘암까지 진단하면서 환자가 급증해 과잉 진단이라는 지적을 받아왔다."

이 기사의 내용은 섬뜩하기까지 하다. 그러니까 갑상샘암 환자가 암환자 가운데 1위를 차지한 가장 큰 이유는 '과잉 진단의 광풍' 때문이라는 것이다. 2014년 3월 '갑상샘암 과다 진단 저지를 위한 의사 연대'가 결성돼 초음파를 이용한 갑상샘암 과잉 진단 문제를 제기한 게 결정적 영향을 미쳤다고 한다. 그에 앞서 갑상선학회는 2010년 '갑상샘에서 발견되는 0.5cm 이하의 작은 결절(혹)은 검사나 치료를 하지 말고 지켜봐도 된다'는 진단 권고안을 내놓기도 했다.

과잉 진단은 과연
환자를 위한 것이었을까

즉 갑상샘암과 관련된 일련의 흐름을 보면, 갑상샘암 과잉 진단에 대해서는 의료계 자체 내에서 문제를 제기하고, 의료계 자체 내에서 과잉 진단 반대를 강력히 주장한 것이다.

'갑상샘암 과다 진단 저지를 위한 의사 연대'라는 이름만 들어도, 그 이전까지의 갑상샘암 진단이 얼마나 무모한 과잉 진단이었는지 짐작이 간다.

최근 미국 갑상샘학회는 과잉 진단을 막기 위해 갑상샘암의 진단 기준을 1cm로 조정했다고 한다. 이러한 과잉 진단이, 과연 환자를 위한 것이었을까?

그러한 과잉 진단이 환자의 삶에 어떤 영향을 미칠까를 생각하면 소름이 끼친다. 아마도 그런 진단을 받은 모든 환자는 죽음을 생각했을 것이고, 멀쩡한 인생을 정리하기 시작했을 수도 있다.

암 진단이 환자를 절망에 빠뜨리기 위한 것은 아니다

우리나라 갑상샘암 환자의 증가는 과잉 검진이 원인이고, 이것이 불필요한 수술로 이어져 환자의 삶에 악영향을 미친다는 논쟁이 이미 2014년 초에 있었다. 이러한 논쟁은 논문을 통해 전 세계에 알려졌고, 일부 전문가들 사이에서 더 이상 한국에서와 같은 일이 일어나서는 안 된다는 주장이 공론화됐다.

우리 입장에서 말하자면, 참 창피하게 된 셈인데, 이 진료 기준(1cm 이상)은 이듬해 미국 갑상샘학회의 공식 권고안으로 확정됐다. 한마디로 요약하면 이제 갑상샘암 환자는 수술의 대상이 아니라 수술로부터 보호받아야 할 대상이라는 것이다.

미국 의학계가 앞장선 이 결정의 의미는 무엇일까? 1cm 이하의 갑상샘암은 현미경으로 암세포가 보인다고 해도 실제로는 암이 아니라는 뜻이다. 우리는 암 진단이, 환자를 절망의 구렁텅이에 빠뜨리는 암 진단이, 이번 갑상샘암의 경우처럼, 과잉 진단의 결과가 아니기를 간절히 바랄 뿐이다.

암을 비롯한 모든 병은 걸린 후에, 그 진단 결과가 과잉이냐 아니냐를 따지기보다는 아예 걸리지 않는 삶을 사는 것이 무엇보다 중요하다. 암을 비롯한 모든 병은 걸린 다음에는 고치기가 힘들지만, 병을 예방하는 삶을 살아간다면 갑상샘암이건 무슨 암이건 공포의 대상으로 여길 것은 아니라는 얘기다.

다시 말하면 우리 몸의 면역력을 키운다면 감기나 몸살 같은 가벼운 것은 물론이고, 암 같은 중병도 예방할 수 있다는 사실에 대한 확고한 믿음이 있어야겠다.

만약 어느 분이 그 믿음의 근거를 묻는다면 필자는 서슴없이 인산 김일훈 선생의 〈신약〉, 김윤세 인산가 회장의 〈네 안의 의사를 깨워라〉, 그리고 최근의 신간 〈내 안의 자연이 나를 살린다〉 속에, 면역 인생의 구체적인 근거가 들어 있음을 자신 있게 말할 수 있다.

13

115명의 젊음이
'금수저'를 물고
다시 태어났다

'#희망 없음'에서 '#희망 있음'으로 바뀐
대한민국 청춘 해시태그^{Hashtag}

2016 여름 대한민국은 별 재미없었다. 서울의 최고 기온이 37도
까지 오르는 등 폭염 속에 굿 뉴스도 해피 뉴스도 구경하기 힘들
었다. 전 세계에서 들리는 테러의 공포, 국내에는 눈치 없이 터지
는 고급 관리들의 부정과 부패의 역한 냄새. 그러는 와중에 엄홍
길이 더위를 식히는 쾌보를 전하고 있다.

　엄홍길은 지난 2013년에 시작한 '155마일 DMZ 대장정'을 금년
에도 치러냈다. 7월 9일 광화문에서 발대식을 가진 통일대장정팀
은 115명의 대학생으로 이루어졌다. 이 가운데 여대생은 47명. 동
쪽 강원도 고성 통일전망대를 출발한 대장정은 서쪽 임진각에서
7월 23일 대장정 완주식을 끝으로 막을 내렸다.

그해 유난히 무더운 여름 땡볕과 비바람을 뚫고 155마일 대장정을 끝낸 젊은 얼굴들. 그들의 얼굴에서 필자는 대장정 참가 젊은이들의 해시태그가 바뀌고 있음을 새삼 발견한다.

2016 대한민국 젊은 세대의 해시태그는 '#희망 없음'이었다. 그런데 대장정을 마치고 돌아온 그들의 해시태그는 '#희망 있음' 또는 '#희망 만들기'로 변해 있었다.

아니, 그 정도가 아니었다. 이 나라의 많은 젊음이 스스로를 '흙수저'라 부르는 상황이니, 대장정 참가자들도 그랬을 것이다. 그러나 그날 필자가 완주식에서 만난 젊음은 이미 '흙수저'가 아니었다. 그 대장정에서 그들은 '금수저'를 물고 다시 태어났다. 흙수저에서 금수저로 재탄생한 젊음들. 엄홍길이 그 흙수저들의 산모였다.

엄홍길의 강의를 들을 적마다 필자는 울고 싶었다

필자는 21세기를 대표하는 두 명의 영웅을 알고 있다. 한 사람은 2016년 현재 약 100조 원의 재산을 아낌없이 기부한 빌 게이츠. 그는 그래서 최근 20여 년 동안 가장 많은 기부금을 낸 세계 최고의 부자로 기억되고 있다.

21세기 영웅 중 또 한 사람은 엄홍길이다. 그는 돈보다 더 큰 것을 세상에 내놓았다. 자신의 생명을 내놓은 것이다. 산에 오를 때마다 죽음과 마주섰다. 안나푸르나 등반에 세 번 실패하고 네 번째 성공했다. 세 번째까지는 그래도 성한 다리로 올라갔다. 네 번째 도전에는 다리에 철심을 박고 올라갔다. 가능성 제로의 등반이었다. 실제로 그는 죽음을 각오했다고 한다. 필자는 엄홍길의 강의에서 당시 죽을 것을 각오하고 안나푸르나에 올랐다는 이야기를 여러 번 들었다. 들을 적마다 울고 싶은 것을 간신히 참곤 했다.

왜 그랬을까? 그는 희망이 없는 사람들에게 희망을 창출하는 방법을 전하고 싶었을 것이다. 힘이 빠져 주저앉고 싶은 사람들에게, 주저앉지 않을 힘과 기※를 전하고 싶었을 것이다. 빌 게이츠가 돈 내놓고 한 일을, 엄홍길은 목숨 내놓고 해냈다.

젊음들아,
죽염처럼 이 시대 짭짤한 주인공이 돼라

완주식 날의 임진각. 격려사를 하기 위해 필자는 마이크 앞에 섰다.

"여러분은 다시 태어났다. 이제 여러분은 겁날 것이 없다. 인생의 어떤 절망의 순간에도 여러분은 강하게 마주설 것이다. 이겨낼 것이다."

격려사를 하면서도 필자는 가슴 한쪽이 텅 비는 것을 느꼈다. 2016년 큰 변화의 물결 속에서, 알파고가 이세돌을 꺾었을 때, 포켓몬이 속초에 나타났다고 법석을 떨 때도 왔던 그 느낌이다. 다른 나라의 기업과 재벌이 알파고나 포켓몬고를 만들기에 여념 없었을 때 우리나라 대기업들은 '골목 빵집 죽이기'에 열심이었고, 미국과 호주를 비롯한 많은 나라가 여성의 생리대를 무료로 공급하기로 결정하고 있을 때, 우리는 생리대 가격 올리기에 혈안이 되어 있지 않았던가?

그러나 대장정에 참여한 젊음들은 이제 약골들이 아니다. 동네 빵집의 실망, 생리대의 절망에서 희망을 창출하는 방법을 엄홍길로부터 전수받은 젊음이다.

"어려움이 가득한 인생의 굽이굽이에서, 장애물이 앞을 가로막을 적마다 엄홍길을 생각하라. 그가 죽음의 계곡 안나푸르나에서, 어떻게 그 크나큰 절망을 극복했는지를 생각해내라"고 격려사를 하며 필자는 계속 목이 메었다. 그러나 이제 그들은 걱정할 것 없는 젊음으로 성장해 있다.

싱거운 인간들이 지배하는 사회에서, 그 싱거운 인간들의 비리와 죄악을 접할 때마다, 땡볕이 내리쬐는 벌판에서 염분 보충을 위해 입에 물고 있던 인산죽염을 생각하며 그들은 우리 시대 가장 짭짤한 젊음으로 성장할 것이다.

'싱거운 인간들이 판을 치는 세상에서 절망할 때마다, 술 마시고 싶은 밤마다, 짭짤한 인간이 돼라. 인산죽염처럼 짭짤하게 살라'고 몸으로 가르친 엄홍길의 당부를 그들은 잊지 않을 것이다.

14

이제야 우리는 겁내기 시작한다
그러나
미리 겁냈어야 했다

경주 지진은 이미 1,000년 전 신라 혜공왕 때부터
〈삼국사기〉나 〈조선왕조실록〉만 참고했어도…

지진이 일본의 후쿠시마까지 왔을 때도 남의 일인 듯싶었다. 그런데 남의 일 아닌 내 일이 되어가고 있다. 경주에서 시작된 지진 공포다. 처음인 만큼 충격은 물론 말도 못 한다. 추석을 이틀 앞둔 2016년 9월 12일 경북 경주를 중심으로 발생한 지진은 우리나라에서 지진 관측이 시작된 이후 최대 규모다. 규모 5.8의 지진.

그리고 일주일 후인 19일 지진이 또 한 번 경주를 흔들었다. 우리는 겁먹었다. 그러나 우리나라에서의 지진은 9월 12일의 경주 지진이 처음은 아니다. 여러 고증에 따르면 신라 시대부터 이미 이에 버금가는 지진이 수차례 발생했다.

우리는 '예측할 수 없었다. 대응해나가겠다'는 정부의 설명을 별로 믿지 않는다. 지진에 대책 없는 정부임을 이미 알기 때문이다.

"1,000여 년 전의 경주가 지진터였다는 사실을 모르고 거기에다 원자력발전소를 짓고, 그 경주에 원자력발전 쓰레기를 보관하는 방폐장을 두었다니. 이건 마치 핵이 그 자리에서 터지기를 기다리는 사람들이…" (동국대 장계황 교수의 9월 15일 자 페이스북에서 인용함)

〈연합뉴스〉와 〈여원뉴스〉도 9월 13일 자에 같은 내용을 보도했다.

'토함산 땅이 불타고 홍륜사 문이 무너졌다'는 제목하에 "기록상 가장 피해가 컸던 지진은 신라 혜공왕 15년인 779년 3월에 발생했다. 〈삼국사기〉에는 지진이 있어 민가가 무너지고 죽은 자가 100명이 넘었다고 기록되어 있다"고 보도했다.

우리나라 지진에 관한 기록은 〈삼국사기〉에만 있지 않다. 〈조선왕조실록〉에도 1643년 7월 24일 울산에서 땅이 갈라지고 물이 솟아올랐다는 기록이 있다. 또 1681년 숙종 때 규모 7.5 정도의 지진이 양양과 삼척에서 있었으며, 1936년에는 지리산 쌍계사에서 지진이 있었다. 경주·울산을 중심으로 한 지역이 지진대에 놓여 있음을 역사의 기록에서 알 수 있다.

촛불에 손을 대보고 나야 뜨겁다는 것을 안다면
지진이 터지고 나서야 우왕좌왕 서두를 수밖에

어쨌든 우리는 겁먹기 시작했다. 진즉에 먹었어야 할 겁. 진즉에 대비했어야 할 것을, 일이 터지고 나서야 우리는 당황하기 시작했다.

이런 이야기가 있다. 일본인들은 "촛불에 손대지 마라, 뜨겁다" 하면 촛불에 손대지 않는다. 그런데 한국인들은 "촛불에 손대지 마라, 뜨겁다" 해도, 스스로 촛불에 손을 대보고 데어서 뜨겁다는 것을 알고 난 다음에야 촛불에 손을 대지 않는다고 한다.

어느 친일파가 그런 소리를 했느냐고 흥분할 필요는 없다. 역사를 우리 마음대로 하지 못하던 시절, 그러니까 일제 치하에서라면 그럴 수도 있다. 다른 나라의 폭력 아래서 살았으니. 그러나 원자력발전소 부지 선정이나 건설은 우리 정부가 우리 기술로 했으니 지혜로운 사전 조사가 필요했었다. 경주를 아는 역사학자 한두 사람에게만 의견을 구했어도 지금 이런 공포에 시달리지는 않았을 것이다.

지진이 지구 내부에서 생긴 불길이듯이
암 같은 병도 바로 우리 내부에서 생겨

갖춰야 할 것을 갖추지 않을 때, 준비해야 할 것을 준비하지 않을 때, 또는 졸업해야 할 것을 졸업하지 못하고 현상에 질질 이끌려갈 때, 개인이건 기업이건 국가건 이윽고 거기서 엄청난 일이 발생한다.

우리 몸안의 병도 그렇다.

　　　　　　　　　　　　2장_건강한 인생

여기서 필자가 '몸안의 병'이라고 말하는 점에 유의해주기 바란다. 병은 밖에서 오지 않고 안에 있다가 터진다.

마치 지진이 먼 우주 공간 한구석에 있던 명왕성이나 해왕성이 지구 근처에 있다가 달려와 지구를 툭 건드려서 일어나는 것이 아니라, 지구 내부에서 터져 나오듯이 우리 몸의 병도 그렇다. 밖에서 오기보다는 안에 있다가 터지는 병이 더 많다. 우리가 무서워하는 암도 그렇고 백혈병도 그렇고 거의 모든 병이 다 우리 몸안에 있다가 터진다. 다만 우리는 지진이 터진 후에야 난리법석을 부리듯이, 병이 난 다음에야 약국을 찾고 병원을 찾고 난리 꽹과리를 친다.

거기에 비하면 인산의학은 미리 준비한다. 인산 선생의 명저 〈신약〉이 그렇고, 김윤세 인산가 회장의 〈내 몸의 의사를 깨워라〉가 그렇다. 인산죽염이나 쑥뜸, 홍화씨나 유황오리진액 등은 모두가 치료제라기보다는, 우리 몸의 면역성을 높여 몸안의 병이 난동을 못 부리게 하는 예방약이다.

이 나라 지진에는 왜 인산 선생이 없었던가?

15

양방·한방
따지기 전에
내 안의 의사를 깨워야

공정거래위원회가 의사 단체에
과징금 11억 원 부과한 이유

지난 2016년 10월 23일 일요일 저녁, 집에서 TV를 막 켜는데 TV 조선 채널에서 귀가 번쩍 뜨이는 뉴스 하나가 흘러나왔다. 제목은 이랬다. '한의원에 의료기기 팔지 마… 공정위, 의협 등에 과징금 11억.' 제목에 이끌려 앵커와 기자의 보도에 귀를 기울였다.

"의사와 한의사 간 갈등에는 정부도 한쪽 편을 들기가 쉽지 않죠. 그런데 공정위가 의사협회에 과징금을 부과했습니다. 한의원에 의료기기를 팔지 못하게 압력을 넣는 등 의사 단체 행위가 도를 넘었다는 겁니다. 송병철 기자입니다."

송병철 기자의 리포트를 정리하면 이렇다. 대한의사협회 등 의사 단체가 '한의사에게 의료기기를 팔면 거래를 끊겠다'고 의료기기상 같은 데 압력을 넣었다는 것이다. 한의원보다 병의원에 판매량이 많은 의료기기 판매업체들은 의사들의 말에 따를 수밖에 없었다.

송병철 기자가 취재한 한의사 김경태 씨는 "(판매하면) 영업적으로 불이익이 있을 것 같다고, 이해해달라고, 할 수 없다고 했습니다"라고 인터뷰했다.

어느 업체는 2009년에 한의사들에게 초음파기기 10대를 팔았는데, 의사 단체의 압력이 시작된 2011년 이후엔 한의원에 한 대도 못 팔았다고 한다. 의사협회 등은 '한의사에겐 의사 면허가 없어 의료기기를 사용할 수 없다'고 주장하지만, 이는 의사들의 일방적 주장일 뿐이라는 것이 공정거래위원회의 해석이다.

법원에서도 한의사가 의료기기를 사용할 수 있다고 판결했다. 그런데도 양의사들은 한의원의 혈액검사까지도 방해한다고 한다. 혈액검사 기관에 한의원과의 거래를 끊으라고 강요했다. 공정거래위원회는 의사 단체의 이 같은 행위가 공정거래법 위반이라고 판단, 11억 원의 과징금을 물게 했다.

싸움만 하지 말고
합쳐서 통합 의학 되면 의료 강국이…

한방과 양방의 갈등은 어제오늘 얘기가 아니다. 국민들은 누가 옳다, 누가 그르다 의견조차 제대로 내지 못하고 있다. 잘못했다간 봉변당한다는 생각이 강해서 그런 것 같다.

그러나 국민들이 나 몰라라 하고 있으면, 공정위가 나서서 11억이나 과징금을 때려도 해결될까 말까 한 일들이 계속 일어날 것이다. 어느 쪽 편을 들자는 것이 아니라 서로가 소통하기를, 그래서 양의학의 장점과 한의학의 장점이 한군데로 뭉쳐져 우리나라가 그야말로 통합 의학의 선구자, 통합 의학의 강국이 되기를 꿈꾼다면, 실정 모르는 철없는 소리라 할 것인가?

인술仁術이라는 같은 배에 탄 사람들끼리 지금처럼 으르렁거리고만 있으면 대한민국의 인술이라는 배는, 더 이상 나가지 못하고 좌초할 수도 있겠다.

듣기 싫은 소리도 듣는 것부터
소통은 시작된다

공정거래위원회가 의사협회 등에 거액의 과징금을 때린 것은 이번에 적발된 방식이 의료인이 선택한 방법치고는 지나치게 상업적이고 야비했다는 질책까지 포함되었으리라고 본다.

우리는 참으로 '소통'이 부재된 세상에 살고 있다. 소통은 듣기 싫은 소리를 듣는 것이다. 만나기 싫은 사람과 만나는 것이다. 같은 인술의 길을 걷는 양의사와 한의사가 서로 원수처럼 으르렁거린 것이 벌써 언제부터인가?

소통의 기술도 없고, 통합의 지혜도 없는 사람들이 정치판에만 있는 줄 알았더니 꼭 정치판에 국한되는 것은 아니라는 사실을 이번 공정위의 과징금 부과에서도 볼 수 있다.

인정할 것은 인정해야 한다. 한의학이 지닌 유구한 역사 속의 치유 능력은 인정하지 않으면 안 되는 것이 사실이고 현실이다. 아니면 국민 각자가 다 의사가 되는 수밖에는 없다. 국민 각자가 다 양의도 되고 한의도 되는 것이다.

아마도 한의학의 의학적 능력을 완전히 무시할 수도 없고 해서 불공정거래를 했다고 보는 것이 공정거래위원회의 관점인 듯하다. 국민도 같은 관점을 공유한다.

그런데 생각해보면 우리 국민들에게는 간단한 방법이 있기는 있다. 우리 국민 모두가 의사가 되는 방법 말이다. 김윤세 인산가 회장의 저서 〈내 안의 의사를 깨워라〉 속에 답이 있다. 내 안의 의사를 깨운다는 것은, 건강에 이상이 생겨 양의사나 한의사에게 가기 전에 내가 내 병을 고친다는 뜻이다. 또한 미리미리 면역력을 키워서 내 몸안에 있는 병의 근원을 없애거나 눌러버리는 것이다.

그런 역할을 하는 것이 건강이고 면역력임을 의학을 모르는 국민들도 알기는 안다. 내 몸의 건강은 내가 돌본다는 것이 인산의학만의 기본 철학이고 기본 원리가 아니라, 양방 한방 가릴 것 없이 신봉해야 할 의학 상식이고 건강 비결 아닌가? 따지고 싸우고, 영업 방해하고, 불공정거래하고 그럴 것이 아니라 내가 바로 내 몸의 의사가 되는 것이다. 진리는 항상 가까이에 있다.

16

암, 암, 암
그렇고말고!!!
구운마늘에 죽염 찍어 먹어!

암 선고받은
한국인과 미국인의 차이

'암'이란 글자를 보면 누구나 죽음을 연상한다. '암=죽음'이라는 공식이 오랫동안 우리를 지배해왔기에 누구나 암을 두려워한다. 며칠 전 아내가 어느 종편 방송의 〈몸신〉이란 프로에서 보았다며 들려준 암 얘기가 재밌다. 그 프로에 출연한 암 전문 의사가 자기 경험담이라며 말한 얘기다.

　암 선고를 받으면 미국 사람들은 "그럼 나는 이제부터 무얼 해야 합니까?"를 묻는다고 한다. 그런데 한국 암환자는 좀 다르다. "저 앞으로 몇 년이나 더 살죠?"를 묻는다는 것이다. '암=죽음'의 공식은 여전히 우리를 지배하고 있다. 다시 한 번 말하지만 우리는 '암 걸리면 죽는다'고 생각한다. 그래서 '얼마나 더 살게 될까요?'라는 질문은 '나 언제 죽습니까?'와 동의어다.

누구나 스스로에게 한번 물어볼 필요가 있다. 내가 만일 암에 걸려 의사에게서 "암입니다"란 소리를 듣는다면, 나는 어떻게 반응할까? 암 앞에 초라하게 보이기가 싫어, "암요? 하하하" 하고 웃을 사람은 없다.

한 가지 분명한 사실은 암은 밖에서 오지 않는다. 암은 내 몸 안에서 생기는 것이고 암의 가장 큰 원인은 자기 자신이다. 암을 비롯한 많은 질병이나 불행은 밖에서 오기보다 내 안에서 시작되기 쉽다. 교통사고나 지진이나 화산이 터져 사망하는 경우가 점점 늘어나는 것을 보며, '내 생명을 노리는 것은 내 안에도 있고 내 밖에도 있구나!' 하며 우리는 긴장하기도 한다.

암에도 안 걸리고, 지진이나 화산이나 교통사고도 만나지 않는 것이 가장 좋기는 하지만, 그런 것 역시 뜻대로 되지 않는 것이 인생이니…. 인생의 불행에 대해서 현재 가장 많이 생각하는 한국 사람은 누구일까?

돈은 많고 결혼은 늦게 하는 사람이 유방암에 잘 걸린다?

지난 2016년 11월 22일 국립암센터의 이강현 원장이 정부 세종청사 보건복지부 기자실에서 우리나라 최초 시·군·구별 암 발생 통계 및 발생 지도를 발표했다.

그 긴 얘기를 여기서 다 인용할 수는 없지만 통계에 따르면 갑상샘암은 전남, 대장암은 대전시와 충청도, 폐암은 전남·경북·충북, 유방암 및 전립선암은 서울 강남과 서초·경기 성남 분당에서 높게 나타났다.

대표적인 서구형 암으로 꼽히는 유방암과 전립선암. 서울의 강남·서초, 경기 분당이라면 대개 부유한 사람이 많이 사는 지역으로 꼽힌다. 이 지역은 집값도 비싸다. 그런데 강남 3구와 분당 거주자는 초경 연령이 빠르고 출산율이 낮으며, 출산 연령이 늦어 유방암 발생 위험이 증가하는 것으로 분석됐다.

말하자면 교육 수준이 높고 경제적으로 중급 이상인 여성들이 결혼을 늦게 하는 이유로 유방암 발생률이 높다는 것이다. 남성의 전립선암도 이 지역(즉 좀 부유한 지역) 거주자들에게서 많이 발생하는 것으로 되어 있다.

박근혜 대통령은
'정치적 암'에 걸렸다?

그해에 가장 매스컴을 많이 타고 구설수도 많았던 사람은 미국의 트럼프 대통령 당선자와 한국의 박근혜 대통령이 아닌가 생각된다. 우리나라 대통령에 대한 얘기는 참으로 가슴 아프다. '어떻게 이런 일이!'라고 말하기도 힘들 만큼 되어버렸다.

암이 외부에서 오는 것이 아니듯이 박근혜 전 대통령이 겪고 있는 괴로움도 역시 외부에서 온 것이 아니라 암처럼 자기 스스로가 원인이 되지 않았나 생각된다.

결국 촛불이 횃불이 되고 대통령 탄핵으로 이어진 대변혁의 물꼬를 튼 일등공신으로, 언론계는 TV조선 이진동 사회부장과 JTBC 손석희 앵커(보도 부문 사장)를 들고 있다. TV조선은 그해 7월 16일 '청와대 안종범 수석, 문화재단 미르 500억 지원'을 처음 보도했고, 8월 2일에는 'K스포츠재단 400억 모아' 등을 연이어 터뜨리면서 이 게이트가 세상에 알려졌다. 정확했다. 암 진단보다 정확했다는 것이다.

불행한 일이다. 그야말로 우리의 현직 대통령이 암보다 더 불행한 일을 당하고 말았다. 그리고 암이 외부에서 온 것이 아니고 내부에서 오듯이, 대통령의 게이트도 외부에서 온 불행이 아니라 내부에서 온 불행이라고 보아야 할까?

앞서 얘기한 암 전문 의사와 이번 게이트 사건을 보며 문득 인산 선생을 생각한다. 누가 인산 선생께 암에 걸렸다며 "나 지금부터 뭘 해야 할까요?" 묻는다면 "오늘부터 구운마늘 죽염 찍어 먹어!"라 하셨을 테고, 그리고 "몇 년이나 더 살까요?"를 묻는 사람에게도 "구운마늘 죽염 찍어 먹어!" 하셨을 것이다.

만약 박근혜 전 대통령이 "나 어떻게 할까요?"를 인산 선생께 묻는다면 뭐라고 하셨을까?

"오늘부터 구운마늘 죽염 찍어 먹어!" 하며 박 전 대통령에게도 구운마늘과 죽염을 권하셨을까? 궁금하다.

17

걱정 말라,
죽염도 있고
쑥뜸도 있다

시위대와 진압경찰이
마주서서 웃듯이

예감이란 것이 있다. 물론 예감은 밑도 끝도 없이 그냥 생기는 것이 아니라, 현실과 연관되어 생긴다. 매년 정초면 1년을 예감한다. 대한민국의 1년, 내가 다니는 직장의 1년, 내 가정의 1년…. 그런가 하면 한창나이, 한창 불붙는 열정의 나이에 들어선 젊음이라면, 금년에 내가 맺을 갖가지 로맨스를 꿈꾸며, 그걸 예감이라고 부르기도 한다.

2017년의 예감은 아무래도 좀 복잡할 것 같다. 2016년의 마지막 밤인, 지난 12월 31일에도 광화문을 중심으로 박근혜 하야를 외치는 촛불과 횃불 행렬이 이어졌다. 과거와는 다른 촛불, 다른 횃불이었다. 불과 1년 만에 바뀐 촛불이다.

2015년 11월, 백남기 씨의 물대포 사건 때만 해도 시위대는 거칠고, 경찰의 방어는 과잉 진압 소리가 나올 만했다. 그런데 최순실 게이트로 터진 2016년 가을 광화문 광장의 시위는 달라졌다. 평화로워졌고, 참여자들은 가족 단위, 친구 단위로 해서, 데모 같지 않고 무슨 이벤트에 참여하듯 했다.

시민들의 평화로운 행진과 구호는 진압하는 경찰들의 태도도 바꿔놓았다. 말하자면 어울리는 시위였다. 서로가 반대의 입장에 선 시위대와 경찰이었지만 어울리는 사이가 되었다. 시민이나 경찰이나 어울리는 풍경을 연출하고 있었다. 시대가, 서로 어울리는 시대로 바뀌었다. 그래도 2017년을 맞는 예감은 밝지가 않다.

촛불집회,
진짜 노벨 평화상 받을 만하다

그러나 우리는 어떤 절망 속에서도 희망을 찾는 지혜를 지녀야 한다. 우리는 생각하는 사람이다. 호모사피엔스다.

어떤 어둠 속에서도 빛을 찾아내고, 어떤 절망 속에서도 희망을 창출할 수 있어야 한다. 2016년 가을 서울의 광화문을 비롯해 전국에서 울려 퍼진 촛불과 횃불 소식을 전해 듣거나 직접 본 전 세계의 매스컴이, 기겁을 하듯 놀라고, 입에 침이 마르도록 칭찬을 했다.

'세상에 이렇게 평화적인 데모도 있나?'라고 시위 소식을 전하며, 전 세계의 매스컴은 한국을 '이상한 나라'에서 '신비한 나라'로 '대단한 나라'로 다시 보기 시작했다. 전 세계의 매스컴이 이렇게 칭찬한 일은, 창피하지만, 여태껏 없었다.

전 세계의 매스컴이 칭찬하고 추켜세우는 바람에 우쭐한 탓일까. 필자는 이런 평화시위라면 노벨 평화상을 타야 한다는 칼럼을 필자가 관계하고 있는 〈여원뉴스〉에 썼다.

'평화롭고 아름다운 '촛불집회, 노벨 평화상 준비 위원회'를 구성하자'는 제목의 칼럼은 2016년 12월 12일 자 인터넷신문 〈여원뉴스〉에 게재되었다.

내 몸이 나에게 이르길
"걱정 마라. 죽염도 있고 쑥뜸도 있다"

새해가 밝았다. 그래도 시위는 시위다. 더구나 정권 교체가 예감되는 그 촛불을 보며 2017년을 예감하는 사람들의 가슴은 사실 밝지만은 않았다.

그 엄청난 평화시위는 대통령의 '격에 맞지 않는 행위' '격에 어울리지 않는 행위'에서 시작되었다고 보아야 한다. 행위와 행위자가 격에 맞아야 하는데, 맞지 않으면 문제가 생긴다. 격에 맞느냐 안 맞느냐의 문제를 놓고 볼 때 건강도 이에 속한다. 며칠 전 문병을 갔다. 30여 년을 오간 친구가 대장암으로 입원해서 수술을 받았다. 병실에서 그의 아내는 울며, 독백하듯 푸념을 했다.

"안 어울려. 당신하고 암은 어울리지 않아요. 왜 그런 병이 당신에게…."

친구와 이런저런 얘기를 하고 병실을 나서는 필자의 마음이 무거웠다. "당신에겐 안 어울려!" 하던 친구 아내의 울먹이는 음성이 귓가에서 영 떠나지를 않았다.

건강도 어울림과 관계가 있다. 그 친구는 원래 비만이었고 장이 별로 안 좋았는데, 술을 자주 마셨다. 소주건 막걸리건 양주건 가리지 않았다. 게다가 삼겹살 마니아. 거의 매일 삼겹살을 즐겼다. 그러니까 그 친구에겐 술과 삼겹살 같은 음식이 어울리지 않았다. 소위 음식 궁합이 맞지 않았나 보다.

문득 나 자신의 건강을 생각했다. 병치레 없이 잘 살아왔다. 물론 인산가와 오랜 인연, 김일훈 선생과의 오랜 인연, 김윤세 회장과의 다정다감한 어울림 등이 내 건강을 유지케 했다.

90년대에 사업 실패와 그 이후의 여러 어려움 속에서 필자의 건강을 유지케 한 인산가의 죽염과 쑥뜸, 마늘, 죽염 등은 필자와 어울리는 레시피였다. 2017년의 건강을 생각해본다. 문득 내 몸이 내게 전한다.

걱정 마라. 인산가가 있다. 이 한마디가 2017년의 희망이 될 것이다. 필자는 물론, 이 칼럼을 읽는 모든 분, 아니 촛불시위에 참가한 분들을 포함해서 이 나라 모든 국민에게 신년사로 전하고 싶은 한마디가 있다.

"걱정 말라. 죽염도 있고 쑥뜸도 있다."

18

골다공증엔 홍화씨가 약, 인생다공증엔 무슨 약이?

갑작스런 추위에 몸이 말을 안 들어

내가 끌던 트렁크에 걸려 넘어진 아내의 발등 골절

2017년 1월 20일 폭설이 내린 데다 혹한이 몰아쳐 출근길이 아슬아슬했다. 신문과 방송은 그 2~3일 전부터 "영하 10도 이하의 혹한이 예고되었으니, 노약자는 바깥 출입 삼가라"는 보도를 연신 내보내고 있었다. 빙판에 넘어지면 골절, 심하면 뇌진탕의 위험이 있다고 연일 겁을 주었다.

그러잖아도 몇 년 전부터 겨울만 되면 '눈길 미끄럼 신드롬'에 시달리고 있다. 2014년 딱 이맘때, 양산 통도사에 다녀오는 길이었다. 몹시 추웠다. 몸이 얼어 뻣뻣했다. 서울역, 밤 10시, KTX에서 내려 에스컬레이터 앞으로 가는 중에 내가 끌고 오던 여행용 트렁크에 아내가 발이 걸려 넘어졌다. 이튿날 정형외과에 가서 엑스레이 촬영을 하니 아내의 왼쪽 발등에 금이 갔단다. 깁스를 한 아내를 볼 적마다 미안했다. 큰 죄를 지은 기분이었다.

마침 우연치 않게 만난 여류 사업가 K 사장에게 그 얘길 했더니 걱정 말고 홍화씨 먹이란다. 홍화씨가 들을까 했더니, "뼈 관련 해서는 홍화씨 이상 없어요. 골다공증에도 홍화씨고. 아내 사랑 외치고 다니는 분이 홍화씨는 왜 모르실까?"란다.

K 사장, 꽤 규모 있는 회사를 운영하는 여류 사업가다. 매출 1,000억 원을 하는 회사니 작은 회사는 아니다. 자기는 디스크로 허리가 아파 입원도 하고 그랬지만, 결국 홍화씨 먹고 나았다는 것이다. 허튼소리 할 사람은 아니었다.

아내는 깁스를 한 채 2개월가량 고생을 하는 동안, 홍화씨 분말을 구입해서 매일 먹었다. 3개월가량 깁스를 해야 된다던 병원에서는 2개월째, 엑스레이 촬영 결과 상상외로 빨리 나았다면서 깁스를 풀었다. 아내는 골절은 나았어도 이제 골다공증 걱정할 나이라면서, 요즘도 계속 홍화씨 가루를 먹고 있다.

증상 없이 찾아오는 골다공증
50대 여성 10명 중 3명 앓아

골다공증은 골량이 감소하거나 뼈의 질적인 변화로 인해 골절의 위험이 증가된 상태로, 골절이 발생하기 전까지는 증상이 전혀 없기 때문에 '소리 없이 찾아오는 밤손님'으로도 불린다. 2009년 국민건강영양조사에 따르면 우리나라 50세 이상 인구에서 골다 공증의 유병률은 여성 32.6%, 남성 4.9%에 이르고 있다.

또한 2017년 1월 22일 〈연합뉴스〉가 건강보험심사평가원 자료를 인용 보도한 바에 의하면, 국내 골다공증 환자는 2007년 53만 5,000여 명에서 2011년 77만 3,000여 명으로 4년 사이 약 24만 명(44.3%)이 늘어났는데, 50대 이상 여성의 경우 10명 가운데 3명이 골다공증 증세를 가지고 있다고 한다.

특히 여성은 남성보다 골량이 적을 뿐 아니라 폐경기에 이르면 여성호르몬인 에스트로겐이 감소되어 급격히 뼈가 손실되고 임신, 출산, 수유 등으로 칼슘을 많이 잃기 때문에 그 이전에 골 손실을 최소화하고 골밀도를 최대치로 유지하는 것이 중요하다고 한다.

〈신약〉에서 처음 약효가 증명된 홍화씨
'뼈 관련 질환엔 홍화씨 이상 없다'가 통설로

홍화씨가 골다공증을 비롯한 뼈 관련 질환에 좋다고 일반인에게 알려진 지는 반세기도 채 되지 않는다. 인산 김일훈 선생의 〈신약〉에 언급되기 전까지는, 홍화紅花는 우리나라 산과 들에 아무렇게나 피고 아무렇게나 지는 이름 없는 꽃이었다. 키가 1미터 정도 되는 볼품없는 꽃이었다.

그러나 지금은 50대 여성 10명 가운데 3명으로 계산되는 골다

골증 환자에게, 쉽게 자신 있게 권할 수 있는 식품이다.

〈신약〉에 그 효과가 처음 언급되었으니, 말하자면 '홍화 역시 신약이 아니겠느냐'라는 것이 앞에서 얘기한 K 사장의 자신 있는 추천사이기도 하다.

특히 여성들에게 더 많이 발견되는 골다공증은 중년 이상 여성들에게는 정말 기분 나쁜 이름이다. 뼈에 있는 공孔(구멍)이 넓어지고(골밀도가 낮아지는 현상) 뼈가 약해지는 골다공증. 살짝만 미끄러져도 쉽게 골절되는 이 골다공증은 중년 이상 여성들에게 공포의 대상이기도 하다.

다행히 이제는 골다공증이라고 해도 손쉽게 구할 수 있는 홍화씨가 있어, 골다공증이 그렇게 공포의 대상은 아니다.

당시 깁스를 하고 있는 아내를 보면서, 문득 이런 생각이 들었다. 뼈에 구멍이 숭숭 커지는 골다공증에는 홍화씨를 먹으면 되지만, 인생에 구멍이 숭숭 뚫리면 무엇을 먹어야 하나? 어떻게 해야 하나?

인산 선생이라도 계시면 달려가 질문이라도 해보겠지만, 그분은 이미 우리 곁에 계시지 않으니…. 고소한 홍화씨나 입에 털어 넣고 침으로 살살 녹여본다.

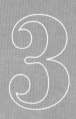

행복한 인생

몸의 행복이
인생의 행복

몸을 혹사하면
몸은 반드시
우리에게 복수한다

액션배우 이연걸은
왜 갑자기 팍 늙어버렸을까?

이연걸은 필자가 좋아하는 중국 배우다. 그의 작품 〈소림사〉나 〈영웅〉은 오래전에 보았는데도 몇 개 장면은 머릿속에 그대로 남아 있다. 그러던 그가 갑상샘 관련 질환으로 늙어가고 있다거나 죽어가고 있다는 내용이 인터넷에 뜨고 있어 안타깝다.

이연걸은 생전 늙지 않을 것처럼 수많은 액션 영화에 출연해 갖가지 권법을 보이던 '다이내믹 사나이'다. 갑자기 팍 늙어버린 그의 사진을 인터넷에서 보고 놀랄 수밖에 없었다.

그러고 보니 이연걸만이 아니다. 국내 연예인 가운데 성우 서유리가 안구 돌출 합병증을 동반한 갑상샘항진증 그레이브스병에 시달렸고, 걸그룹 EXID 멤버 솔지도 갑상샘항진증 확진 판정을 받고 활동을 잠정 중단했었다(현재는 두 사람 다 완치돼 방송활동을 재개했다).

여기까지 쓰고 보니 갑상샘항진증이 주로 활동을 많이 하는 연예인만 괴롭히는 것처럼 보이는데, 아마도 바빠서 자신의 몸을 제대로 돌보지 못하는 사람들에게 많이 나타나는 증상인 것만은 틀림없어 보인다. 연예인뿐 아니라 일반인들도 갑상샘 질환에 주의해야 한다는 얘기다. 강추위 속에서도 땀이 나거나, 급격한 노화가 진행된다면 갑상샘항진증을 의심해봐야 한다. 또한 더위를 참지 못하고 땀이 많이 나고, 피로감, 두근거림, 손떨림, 신경과민, 불면, 체중감소, 월경장애, 잦은 배변과 설사 등의 증상이 나타나도 그냥 지나쳐선 안 된다.

50대, 남성보다 여성에게
더 많이 나타나는 갑상샘항진증

갑상샘항진증 환자는 50대에 가장 흔하고, 4분의 3가량이 여성 환자인 것으로 나타났다. 식욕이 왕성한데도 체중이 감소하고 더위를 참지 못하며 피로와 불안을 자주 느끼면 갑상샘항진증일 가능성이 높다고 한다.

국민건강보험공단에 따르면 2015년 갑상샘항진증 환자는 23만 3,309명으로, 2012년보다 4.9% 감소한 것으로 나타났다. 연령별로는 50대가 5만 3,000명(22.9%)으로 가장 많았고 40대가

5만 2,000명(22.4%), 30대 4만 8,000명(20.9%) 순이었다.

연령대별 인구를 고려해도 50대에서 가장 흔했다. 인구 10만 명당 갑상샘항진증 환자 수는 50대가 657명, 60대와 30대가 각각 625명, 40대가 599명, 70대가 480명이었다. 전체 연령 평균은 462명이었다. 성별로는 여성 환자가 16만 7,603명, 남성 환자가 6만 5,706명이었다.

인구 10만 명당 환자 수로 보면 여성(667명)이 남성(259명)의 2.6배였다. 다만 환자당 평균 진료비는 남성이 35만 3,000원으로 여성(31만 6,000원)보다 높았다.

갑상샘항진증의 대부분을 차지하는 그레이브스병을 포함한 자가면역성 질환은 신체적, 정신적 스트레스가 상태를 악화시키므로 일상생활에서 규칙적인 건강관리를 하는 것이 중요하다고 한다.

우리의 몸은 참 성질이 고약해서
조심해야 한다

갑상샘항진증은 혈액 속에 갑상샘 세포를 자극해서 호르몬 생성을 촉진하는 항체가 존재해 생기는 병이다. 외부에서 들어오는 병이 아니고 체내에 잠재해 있는 병이기 십상이다. 즉 갑상샘항진증의 원인은 90% 이상이 '그레이브스병'이다. 갑상샘 세포를 자극해 호르몬 생성을 촉진하는 항체가 혈액 속에 있으면 병을 일으킨다.

쉽게 말하면 갑상샘항진증은 면역 관련 질환이다. 면역력이 강할 때는 쥐죽은듯이 잠잠하다가, 면역력이 좀 떨어졌다 싶으면 고개를 들고 공격을 가하기 시작하는 아주 고약한 병이다. 자가면역성 질환인 갑상샘항진증을 유전적 요인으로 보는 학자도 있지만, 대부분의 자가면역성 질환은 신체적·정신적 스트레스가 상태를 악화시키므로 일상생활에서 규칙적인 건강관리를 하는 것이 무엇보다 중요하다.

건강관리란 다름 아닌 몸 관리다. 몸은 성질이 좀 고약한 데가 있어서, 혹사하거나 잘 돌보지 않으면 꼭 복수하려 덤빈다.

몸 관리에 가장 중요한 것은 면역력 관리다. 면역력 관리는 병이 생기기 전에 그 병의 원인을 미리 다스리는 적극적 방법이다. 면역력 강화를 위해서는 멀리 갈 필요도 없다.

인산 김일훈 선생의 명저 〈신약〉에 의하면 죽염마늘, 무엿, 복해정 등이 면역력 강화에 큰 도움을 준다. 평소에 죽염마늘, 무엿, 복해정 등을 식품처럼 애용하는 사람 치고 면역력 결핍에 의한 갑상샘항진증으로 고통받는 사람은 별로 없으니까 하는 소리다.

의인醫人인 동시에
의인義人이었던
인산 김일훈 선생

최순실의 공황장애는 진짜? 가짜?
공황장애 환자 1년에 10만 명 넘어

갑자기 공황장애가 화젯거리로 등장하고 있다. 지난 2017년 1월 9일 자 〈조선일보〉의 '최보식이 만난 사람 – 최순실 변호인 이경재 변호사 단독 인터뷰'에서도 공황장애 얘기는 기사 첫머리에 나온다.

 "최순실 씨는 법정에서 카메라가 있으면 반성하듯 고개 숙이고, 없으면 고개 들고 똑바로 쳐다본다고 하는데?"라고 최보식이 묻자, 이경재가 "멘털이 거의 붕괴된 상태다. 공황장애도 있고…"라고 답하며 바로 얘기가 최순실의 공황장애로 넘어갔다. 이어서 기자는 "최순실 씨가 자주 맞았다는 프로포폴의 금단禁斷 현상인가?"라고 물었고 변호사는 그럴 수도 있을 거라고 대꾸했다.

최순실의 자칭 공황장애가 검찰에서의 조사 과정을 유리하게 하려는 술책인진 몰라도, 어쨌든 공황장애는 최순실 덕분에 국민이 관심 갖는 병으로 등장했다.

거기에다가 같은 해 3월 19일 국민건강보험공단의 빅데이터 분석 자료가 발표돼 공황장애는 더욱 이슈가 되었다. "죽음의 공포, 공황장애 환자 한 해 10만 명 넘어섰다"는 기사가 신문과 방송을 도배했다. 공황장애 환자 수는 5년간 두 배로 증가했으며, 30~50대서 주로 발생하는 것으로 집계됐다. 30~50대가 전체의 70%나 되며, 70대 이상 노인 환자의 증가세가 두드러진다고 집계됐다.

노년층의 사회적 경제적 소외가 공황장애로
가슴에 통증이나 불편감, 죽을 것 같은 공포

이정석 국민건강보험 일산병원 정신건강의학과 교수는 "유명 연예인들이 공황장애에 걸렸다는 사실을 고백하면서 정신과 질환에 대한 인식이 많이 개선됐다"며 "비슷한 증상이 생겼을 때 정신과를 찾는 사람이 늘고 있다"고 설명했다.

2015년 연령별 환자 수를 보면 40대가 2만 7,326명(25.7%)으로 가장 많았다. 인구 10만 명당 진료 인원을 살펴보면 남성은 40대 310명, 50대 275명, 70대 269명 순이었고, 여성은 40대·60대가 각각 316명, 50대 314명으로 엇비슷했다.

40대 이후에 공황장애 환자가 많아지는 이유는 이 시기에 직장, 건강, 결혼, 자녀교육 등에서 오는 스트레스가 커지기 때문으로 분석됐다.

인구 10만 명당 환자가 가장 많이 증가한 연령대는 70대 이상. 이 연령층 환자 수는 2010년 82명에서 2015년 276명으로 3.4배로 증가했다. 노년층이 겪는 경제적·사회적 소외가 공황장애로 이어지는 경우가 많은 것으로 알려졌다.

공황장애는 갑작스런 가슴 두근거림, 식은땀, 숨이 막히는 느낌, 어지럽고 쓰러질 것 같은 느낌, 가슴에 통증이나 불편감, 죽을 것 같은 공포 등을 겪는 질환이다.

공황장애는 쑥뜸으로 예방 가능할 수도
최순실이 쑥뜸의 그 뜨거운 맛을 보았다면

나뭇잎마다, 나뭇가지마다 봄이 귀엽게 봉오리를 맺고 아름다운 꽃으로 변해가는 계절이다. 이 봄이 한창인 4월에 인산 김일훈 선생 탄생 108주년을 맞는다. 병을 치료하기보다는 면역력 강화로 병의 원인부터 아예 다스리려 했던 인산 선생은 불치병에 걸린 사람들에게는 물론 건강하게 살고 싶은 사람에게도 꼭 권하는 것이 있었다.

죽염과 쑥뜸이었다. 암이나 백혈병 같은 중병 환자에게도 "죽염을 많이 퍼먹어라. 배터지도록 먹어라"고 권유해서 수많은 사람의 생명을 구제했다.

또 마침 쑥뜸의 계절이다. 공황장애는 심장 관련 질병이라지만 쑥뜸으로도 예방은 가능하다고도 한다. 문득 '최순실이 쑥뜸을 떴으면 어땠을까?' 하는 생각이 든다. 최순실이 쑥뜸의 그 뜨거운 맛을 좀 보았다면. 돈돈하며 재벌 돈 뜯으러 다녔다는 최순실. 돈 뜯을 생각을 너무 깊게 많이 한 나머지 공황장애가 온 건 아닐까.

스트레스가 공황장애의 원인이라고 한다. 대기업의 간부 사원 중에서 공황장애 환자가 자주 발생하는 것도, 스트레스가 원인으로 지적되고 있다. 조직의 책임자로서 남보다 스트레스는 많이 받는데, 그 스트레스를 표출하지 못하고 참는 데서 공황장애의 원인이 커진다는 것이다.

결국 스트레스가 문제다. 스트레스가 심장을 불편하게 하고 심장이 정상 가동을 못 하게 되는 데서 공황장애는 발생하기 시작한다고 한다.

인산 선생은 몸이 병든 사람들, 삶의 어려움 속에서 병을 얻은 사람들에게, 그 병을 고치고 새로운 인생을 찾게 해준 현대에서 보기 드문 의인醫人인 동시에 의인義人이기도 하다. 인산 선생 탄생제를 맞아 '위키백과'가 수록한 인산 선생의 프로필 일부를 통하여 선생을 추억한다.

"인산 김일훈은 또한 백두산, 묘향산 등지에서 20여 년 동안 생활하면서 자연물의 약리작용을 간파하였고… 또한 곳곳에서 병명도 모른 채 죽어가는 사람들을 대가 없이 살려내 신의神醫로 불리었다."

'혼밥' '혼술' '혼잠' 등 '혼 시리즈' 죽염 찍은 마늘은 '혼마' 하기 힘들다

'혼밥'의 고독감
심하면 자살할 수도?

'CEO는 절대로 혼자 밥 먹지 마라.' 중소기업중앙회가 발행하는 주간신문에 '한국의 CEO, 이래야 산다'는 제목으로 연재 칼럼을 몇 년 동안 쓴 일이 있다. 주로 CEO들의 리더십과 자기관리 능력에 대한 내용이었다.

그 무렵, 우연치 않게 친지들과 들른 식당에서 혼자 밥 먹고 있는 어느 대기업 CEO를 만났다. 그를 주제로 쓴 칼럼이 'CEO는 절대로 혼자 밥 먹지 마라'였다. 그러나 꼭 CEO만이 아니다. 아침이건 점심이건 저녁이건, '혼자서 밥을 먹는다'는 사실에서 오는 허전함, 또는 '혼자서 밥을 먹는다'는 어감에서 오는 고독감 내지는 처절함은 이루 말할 수 없는 경지에까지 갈 수도 있다.

그래서 '혼자 먹는 밥'을 주제로 어느 라디오 방송에 제안을 해서 방송을 한 일도 있다. 그때 같이 출연한 정신과의사는 "혼자서 밥을 먹는다는 건 좀 청승맞은 정도가 아닙니다. 심하면 혼자 밥 먹는 사람이 고독감에 지쳐 자살할 수도 있어요. 주의해야 됩니다"라고 극언을 해서 웃은 일이 있다. 혼자 밥 먹는 거, 그렇게 추천할 만한 일이 아니다.

한국인 10% 정도가 혼밥
남성보다 여성이 많아

그런데 최근, 그러니까 한 4~5년 사이에 혼자 밥 먹는 것뿐 아니라 '혼밥' '혼술' '혼잠'… 혼자 밥 먹고, 혼자 술 먹고, 혼자 잠자는, 줄인 말로 '혼'자 돌림이 유행어가 되어버렸다.

이러다가 '혼죽'이 나올지도 모른다. '혼자 죽 먹는 것'이 아니라 '혼자 가는 죽음' 말이다. '아무도 돌볼 사람 없는 죽음'조차 '혼'자 시리즈로 엮어낼 방송이 나올지도 모른다.

'혼' 시리즈는 대표적인 방송의 역기능 가운데 하나다. 특히 인기 연예인들의 혼자 사는 모습을, 그것이 무슨 삶의 첨단 행위, 심하면 삶의 이상적인 행위인 것처럼 그리고 있는 방송은 이 주제를 다시 한번 생각해봐야 한다.

그런데 최근 한국인 10명 중 1명은 하루 세끼 모두 '혼밥'을 하는 것으로 조사됐다. 특히 1인 가구의 절반은 하루 세끼 모두가

'혼밥'이었다.

지난 2017년 5월 16일 식품의약품안전처가 주최하고 대한의사협회가 주관한 '식품 안전의 날(5월 14일) 주간 혼밥 심포지엄'에서 이행신 의협 국민건강보호위원회 위원이 발표한 '우리 사회의 혼밥 현황'에 따르면 하루 세끼를 모두 혼자 먹는 국민의 비율은 9%로 조사됐다.

세끼를 모두 혼자 먹는 비율은 남성(7.1%)보다 여성(10.8%)이 더 많았다. 연령대로 보면 65세 이상 노인 4명 중 1명(25%)이 세끼를 혼자 먹었고, 여성 노인의 경우 그 비율이 32.7%로 평균치를 상회했다. 혼자 사는 노인의 혼밥 비율은 더욱 높다. 1인 노인 가구의 76.5%가 세끼를 모두 혼자 먹는다고 답했다. 1인 가구에서 소득 수준이 '하'인 경우 혼자 식사하는 비율이 66.1%에 달했고, 65세 이상에서도 소득 수준이 낮을수록 혼자 식사하는 비율이 높았다.

'혼마', 혼자 먹는 마늘
생각만 해도 처량해진다

혼밥의 이유도 가지가지다. 바빠서, 경제적인 이유로, 혼자만의 시간을 보내려고, 같이 먹을 사람이 없어서… 집 안팎에서 혼자 식사를 하는 이유도 다양하게 나타나 있다.

때로, 그러니까 가끔씩 혼자 간편하게 끼니를 때우는 것도 좋지만 무엇보다 건강이 우선이다. 평소 혼밥 하는 일이 잦다면 균형 잡힌 영양 섭취에 신경쓰지 않으면 안 된다.

필자는 아마도 죽는 날까지 혼밥이나 혼술은 어려우리라는 생각이다. 그렇게 하리라고 맹세하는 것은 아니지만, 혼밥이나 혼잠이나 혼술로 견뎌내는 데는 한계가 있다. 필자가 처음 쑥뜸을 뜨던 88올림픽 때로 거슬러 올라가 봐도, 혼자서는 어렵다는 생각이 든다.

인산 선생께서 필자 부부와 〈한국경제신문〉 사장 부부를 초청하신 자리에서, 필자에게 "사업을 크게 잘 하려면 쑥뜸을 뜨게. 5분짜리로 시작해!!"라고 하셨다. 그러나 그 자리에 아내가 있어 같이 듣지 않았다면 흐지부지 넘겼을지도 모른다. 그런데 아내가 계속 쑥뜸 쑥뜸 쑥뜸 하며 다그치는 바람에 기어코 쑥뜸을 뜨고 말았다.

거기서 끝나지 않는다. 10여 년 전 장에 생긴 선종과 용종을 떼어낸 뒤, 죽염마늘을 잊지 말고 하루 30통씩 들라는 인산가 김윤세 회장의 충고 역시 혼자였다면 어림없는 일이었다.

하루 30통씩, 껍질째 구운마늘을 죽염에 푹 찍어 먹는 '죽염마늘 먹기'는 닷새까지는 그럭저럭 견뎠는데, 중단해야 할 것 같았다. 눈치를 챈 아내가 달려들었다.

"같이 먹읍시다. 뭐 그렇게 힘든 거라고"라며 달려드는 바람에 그해에 2,000통 이상의 마늘을 먹었다. 그 이듬해도, 또 그다음 해에도 마찬가지였다. 아내와 함께 먹으니, 1년에 2,000통도 거뜬히 먹었다. 죽염마늘 혼자 먹기, 그건 둘이 먹기보다는 힘들다는 것이 필자의 결론이다. 밥이나 술은 물론이고 혼자서 하는 일, 혼자서 하는 어떤 일에도 한계가 있다. 혼자 살기를 선동하는 듯한 방송에 현혹되지 말라.

'졸혼'을 했다는 원로 탤런트 백일섭. 졸혼을 방송에 나와 자랑하고 있다. 본인은 좋아서 그렇다고 치자. 그러나 그 아내는 어쩌란 말인가? 졸혼 당한 그 아내는 어쩌란 말인가?

함께 사는 삶이라야 삶답다. 필자는 인산가에서 매년 마늘이 출하될 때마다, 죽염마늘을 먹게 될 것이다. 그런데 '혼마'는 안 된다. 혼자 먹는 마늘 말이다. '혼마', 혼자 먹는 마늘, 생각만 해도 처량해진다.

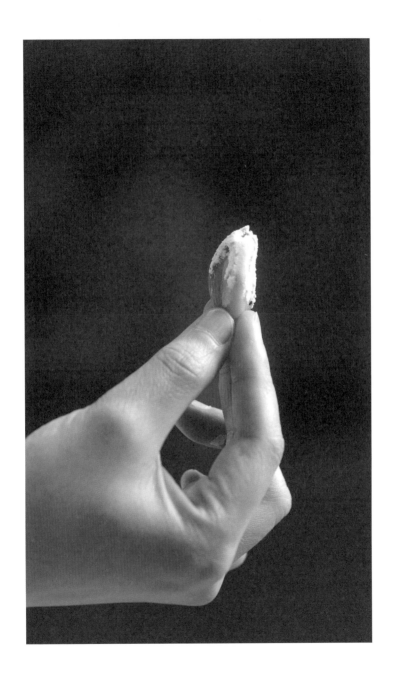

4

닭들에게 죽염 먹이면
AI를
예방할 수 있을까?

명색이 닭해에… 3,000만 마리가 넘는 닭들이
AI 때문에 산 채로 살처분되는 그 현장에

금년(2017년)은 정유년이다. 닭해다. 이렇게 써놓고 보니까 신년 새해 기분이 난다. 정유년이니 닭해니 하고 12간지 얘기를 하는 것이 대개 정초, 신년 새해 벽두에 있는 일이니까. 그러나 지금은 새해는커녕, 새해가 지나 일 년 중의 제일 가운데다. 절기상으로 하지를 지났으니 딱 가운데다.

그런데 정초처럼 닭해니, 정유년이니 하고 있는 것은 아무래도 금년에 닭들이 심상치 않아서다. 우리 국민 모두가 걱정하는 것처럼, AI로 인해 닭들의 수난이 극에 이르고 있다. 금년 3월 통계를 보면, 벌써 3,376만 마리의 닭이 살처분되었다. 전년도에도 3,000만 마리가 넘는 닭과 오리가 AI 여파로 살처분되었다. 말이 3,000만

마리지 엄청난 숫자다. 살아 있는 생명을 그래도 되는지 누구에게 물어보고 싶은 마음 간절하다. 지난 6월 19일 〈조선일보〉는 '한국에서 닭의 위상' 제하의 기사에서 닭 얘기를 게재했다.

"닭, 살아서도 죽어서도 괴롭다… 국민 간식 '치느님'이라며 추앙받는 것은 잠시, 닭으로서 대한민국에서 사는 건 고통스러운 일이다… 또한 중요한 날과 극진한 대접의 중심에 항상 닭이 있어 왔다. 처가에 찾아온 사위에게 장모는 씨암탉을 잡았고, 여름 대표 보양식에는 빠질 수 없는 메뉴였다. 하지만 현재 꼿꼿한 벼슬로 새벽을 알리는 모습보다 식탁 위 튀겨진 모습으로 우리에게 더 익숙한 닭…."

하기야 살처분하지 않고 AI에 걸린, 또는 걸릴 가능성이 있는 닭들을 그냥 두면 인간에게 어떤 해를 끼칠지 모르니, 이 대규모의 살처분은 결국 닭에 대한 인간의 정당방위권 행사라고나 보아야 할지. 그러나 서글프다. 명색이 인간으로서, 자기들 살겠다고 다른 동물을 살처분하다니, 같은 동물 입장에서 볼 때 좀 불공평한 것은 아닌지.

살벌하게 들리는 닭 우는 소리
치킨 프랜차이즈 BIG 4도 시끄러워

닭해에 닭들로 해서 시끄러운 것은 살처분 때문만은 아니다. '치맥'을 모르는 한국인은 없을 것이다. 한국인뿐만 아니라 중국인들도 거의 치맥을 안다고 한다. 닭고기와 맥주. 익혀서 뜨거워진 닭의 시체와 시원한 맥주를 곁들인, 생긴 지 10년 안팎의 이 새로운 메뉴는 닭이 인간의 경제에 보태기를 한 대표적 사례이기도 하다.

꼬꼬닭이 시끄러운 소리를 낸 건 치맥뿐이 아니다. 우리나라 치킨 프랜차이즈 업계의 빅브라더인 BBQ·하림·교촌…, 거기에 다 호식이두마리치킨까지 어우러져, 시끄럽게 닭 우는 소리를 내고 있다.

금년도 치킨 시장 소음의 시작은 BBQ로 되어 있다. 박근혜 탄핵 직후, 정부가 힘이 빠진 상태에 있을 때 가격인상으로 시끄러웠다. BBQ에 교촌이 합세해서 닭 우는 소리가 더 커졌다. 그런 닭 우는 소리만이 아니다. 하림도 닭의 소음에 가세했다. 병아리 사육에서 출발해 국내외 74개 계열사를 거느리며 자산 규모 10조 원, 재계 30위권으로 성장한 하림그룹이 편법상속 논란에 휘말렸다. 호식이두마리치킨은 한술 더 떴다. 그 회사 회장이 여직원 성추행으로 큰 구설수에 올랐고, 검찰로부터 간신히 불구속 수사 결정을 받았다.

만약 대한민국 닭에게 죽염을 먹인다면
무서운 AI가 예방될지도 모른다는 상상을
인간의 병은 대개 면역력 결핍에서 온다고 의학은 말하고 있다.

양방과 한방에서 다 그렇게 주장하고 있고, 대체 의학에서는 치료보다 면역에 더 관심을 보이고 있다. 종편들은 건강 방송에 많은 시간을 할애하고 있다. 그 건강 방송에 출연하는 의사나 영양학자들도 하나같이 면역에 대해서 얘기하고 있다. 그렇다면 닭들에게 면역력을 키워주면 어떨까 하는 생각을 해본 건 필자만이 아닐 것이다.

2년 전으로 기억된다. 함양에 내려가 김윤세 인산가 회장을 만났다. 마침 김 회장이 인산 힐링캠프 참가자들에게 강의를 했는데, 닭들의 살처분에 대해서 매우 안타까워하고 있었다. 강의가 끝나고 나온 김 회장과 곡차를 마시며 문득 AI와 닭 얘기를 꺼냈다.

"AI도 면역 관련 질병이라고 하셨는데, 닭들에게 죽염을 좀 먹이면 AI가 해결되지 않을까요?" 필자의 질문에 김 회장은 "가능할 수도 있겠죠. 그러나 워낙 병 걸린 닭이 많으니…." 무슨 수로 그 많은 닭에게 죽염을 먹일 것인가를, 김 회장과 필자는 골똘히 생각하고 있었다.

물론 '닭에게 죽염을!' 이런 발상은 좀 엉뚱하다. 그러나 해마다 살처분이 늘어나는 현실을 생각한다면 시도해볼 필요도 있다고 본다. BBQ·하림·교촌·호식이두마리치킨 등 치킨 업계의 빅브라더스들이 '닭에게 죽염 공급하기 기금'을 만든다면 가능성도 있어 보인다. 참 필자의 이런 생각을 혹 지하에 계신 인산 선생이 들으시면 뭐라 하실는지….

5

신성일을 배신한 것은
그토록 멋진
그의 몸이었다

그러니까 인생의 모든 것이 담배 끊기다
우리는 매일 고독해야 하고 항상 끊어야 하고

A 회장으로부터 전화를 받았다. 아들이 29년 전에 끊은 담배를
다시 피운다는 것이었다. 속이 상해서 자기도 다시 피울까 생각
중이라는 것이다. A 회장 아들의 금연도 금연이지만, A 회장의 금
연도 친구들 간에는 요란했던 사건이었다.

  골초 아들 담배 끊게 하려고 자기가 먼저 독하게 끊은 A 회장.
그 이듬해 담배를 끊고 중국 유학을 떠난 아들을 만나러 베이징
에 갔던 A 회장은 아들이 진짜로 담배를 끊고 금연에 따른 금단
현상도 꿋꿋이 견뎌내는 걸 확인하고 귀국했다. 그리고 이렇게 칭
찬 편지까지 보냈다.

  "너는 아버지에게 혹독한 일면을 보여주었다. 네가 담배를 끊는

것을 보면서 아버지는 안심했다. '해보자!'고 마음먹은 순간부터 다 해낼 때까지의 어려움을 너는 이겨냈다. 인간의 모든 것이 '담배 끊기'다. 우리는 매일 고독해야 하고, 항상 끊어야 하고, 쉬지 않고 결단을 내리며 살아야 한다. 아버지는, 너라면 어떤 일도 능히 해내리라고 믿는다. 왜냐하면 너는 '끊은 사람'이니까. 아주 독하고 무서운 사람이니까."

그런데 그렇게 대견하던 아들이 다시 담배 피운다는 소문을 듣고 찾아가 "네가 다시 피우면 나도 다시 피운다"로 아들을 제압하고 왔다며 통쾌하게 웃기도 했다. 그러니까 A 회장의 아들 담배 걱정은 사라졌는데, 바로 그 무렵 신성일의 폐암 소식이 날아들었다.

"다른 건 몰라도 몸 하나는 빈틈없이 만들어야 하잖아요" 그런데 그 몸이 폐암에 걸렸다는 청춘스타 신성일

박경리, 폴뉴먼, 실비아 크리스텔, 여운계, 이주일, 정세용, 최종현… 여기 열거한 사람들의 공통점은 폐암으로 사망한 유명 인사들, 니코틴 중독에 걸린 유명 인사들이란 점이다.

신성일의 폐암 소식을 들으며 이들이 생각난 것은, 모두 아까운 사람들이어서 그렇다. 신성일은 60년대 초반부터 빛을 발한 청춘스타다. 그렇게 오래도록 인기를 누린 배우도 드물다. 필자가 신성일을 처음 만난 것은, 지금도 서울 남산에 있는 유서 깊은 헬스클럽(서울에서 제일 먼저 생겼다는 설도 있는)에서였다. 70년대 초 기자 시절, 인터뷰 요청차 전화를 했더니 거기서 만나자는 것이었다. 첫 만남이 참 인상 깊었다. 완전 근육질의 펄펄 뛰는 젊음을 과시하는 청춘스타가 땀을 뻘뻘 흘리면서 필자를 맞았다. 양쪽 손에 붕대를 감고 무거운 역기를 들고 있었다.

"몸 하나는 단단히 만들어놓으려고요. 남자가 다른 건 몰라도 몸 하나는 빈틈없이 만들어야 하잖아요?"

연신 벤치프레스를 하며 기자의 취재에 응할 정도로 바쁜 배우였다. 그의 말대로 몸 하나는 대한민국 어느 배우 못지않게 잘 관리했는데, 그만 그의 폐암 소식을 접하자 필자는 인생의 수수께끼 하나를 더 만난 느낌이었다. 그를 마지막으로 만난 것은 2014년 한 지인의 모친상 빈소에서였다. 그때도 젊고 건강하고 멋진 신성일이었는데….

신성일, 담배 끊은 지 35년인데 폐암
폐암 3기라는 소식에 팬들이 야단법석

신성일은 지난 2017년 7월 17일 〈조선일보〉와의 인터뷰에서 "내 몸에서 암을 내쫓아버리려고 평소보다 더 관리하니까 몸 상태가 더 좋아졌다"며 "종양 크기가 5cm 이상 크기라서 방사선과 약물치료로 암 덩이를 축소시켜야 수술이 가능하다"고 현재의 몸 상태를 설명했다.

헬스클럽에서, "몸 하나는 단단히 만들어야겠다"던 신성일. 같은 남자가 보기에도 참 부러운 몸을 갖고 있던 신성일. 〈조선일보〉에 따르면 그가 '남자주인공'을 맡은 횟수만 약 510회. 광복 이후 최고 기록이다.

전성기에는 1년에 65편이나 주연으로 출연. 1960년대 초 그의 출현으로 한국영화에서는 젊은 세대를 다룬 '청춘물'이라는 새로운 장르가 만들어졌다.

단 18일 만에 만든 〈맨발의 청춘〉(1964년)은 당시 관객 동원 23만 명이라는 공전의 히트를 쳤다.

부인 엄앵란 말고, 오랫동안 사귀어온 애인을 공개해서 세상을 시끄럽게도 했다. 심지어 "지금껏 나는 애인이 없었던 적은 한 번도 없다. 애인은 내게 삶의 활력을 줬다"는 고백도 했다.

필자는 신성일을 꼭 한번 만나려고 벼르고 있다. '아내를 사랑하라'고 70년대부터 외쳐온 우리나라 페미니즘의 원류(세상이 필자를 그렇게 부른다)로서 해줄 이야기도 있고, 폐암과 면역력에 대해서도 들려주고 싶은 이야기가 있다.

필자는 쑥뜸과 죽염과 마늘 등 인산의학이 세상에 알린 자연 식품으로 건강을 유지하고 있다. 40여 년간에 걸친 인산가와의 인연으로 암을 비롯한 모든 병은 '면역력 결핍'에서 온다는 상식도 필자 나름대로 소화하고 있다. 인산가를 통해 수많은 치료 사례를 접하기도 했다.

특히 마늘은 모든 병에 대한 면역력 1호라는 점에 대한 남다른 확신도 있다.

이 점은 인산가의 대체 의학뿐만 아니라 우리나라 최고의 암 전문의인 백남선 박사(이대여성암병원장)도 "하루 마늘 1통씩 매일 먹으면 절대로 암에 걸리지 않는다"는 극언으로, 마늘의 놀랄 만한 면역 효과에 대해 강조하고 있다.

그런데 어쩌자고 신성일은 수십 년간 그렇게 멋지게 관리한 몸을 폐암에 걸리게 했는지, 어쩌자고 마늘이나 면역력에 대해서 그토록 관심이 없었는지….

**그 신성일이 지난해(2018) 늦가을 세상을 떠났다. 그에게 죽염을 권해보지 못한 필자의 미흡이 오래도록 자신을 괴롭힐 것이다.

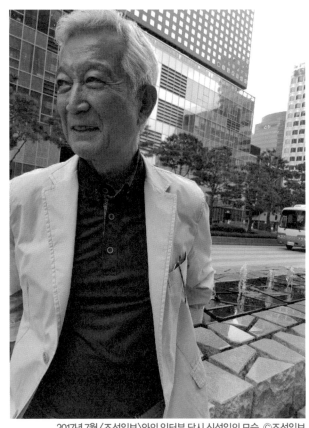

2017년 7월 〈조선일보〉와의 인터뷰 당시 신성일의 모습. ©조선일보

6

암, 알려야지
암 걸리면
떠들어대야지

인산 30년간 세상은 엄청 변했다
인산 선생 안 만났다면 죽었을지도

30년. 긴 세월이다. 1987년에서 2017년까지의 30년. 노태우에서 문재인까지, 대통령만 해도 일곱 명이 바뀌었고, 국민 1인당 GNP 는 1만 5,000달러에서 이제 4만 달러를 눈앞에 두고 있다. 태어나 서 30년이 지나면 대개 엄마가 되거나 아빠가 된다. 요즘처럼 결 혼을 안 하려는 시대에는 좀 다르지만, 어쨌든 30년 세월은 갓난 아이를 성인이 되게 하는 세월이다.

　30년. 우리나라의 경우 남성 아닌 여성에겐 더구나 감회가 깊 은 세월이다. '대한민국 페미니즘의 원조'라는 별명을 지닌 필자 가 보기에도, 우리나라 여성의 30년은 느리지만 그래도 큰 변화 를 겪은 기간이다. 여성의 법률적 지위도 향상되었다. 딸도 부모의 재산을 상속받을 수 있게 됐고, 호적을 만들 수도 있게 되는 등 30년 동안의 여성지위 변천은 과거 세기의 30년보다 몇 배 빨랐다.

30년. 필자가 느닷없이 30년 얘기를 끄낸 것을 보고, 눈치 빠른 독자들은 '인산가 30년'을 얘기하는구나, 했을 것이다.

그렇다. ㈜인산가도 30년 세월 속에 많은 변화를 겪었다. 필자는 인산가의 변화 30년을 일일이 열거하지는 않겠지만, 필자가 인산 선생을 안 것도 30년이다. 정확히는 33년이다. 인산죽염으로 인산 선생을 처음 알게 됐을 때는 인산가가 아직 회사로 설립되기 1년 전이었다.

어쨌든 30년. 인산 선생과의 30년을 놓고 생각하면, 인산가가 가는 속도보다 필자가 세상을 사는 속도가 느렸다는 것을 고백한다.

인산 선생을 만나, 쑥뜸을 뜨고 죽염을 먹는 등 인산 중심의 건강관리를 해오지 않았다면 어떻게 됐을까? 단적으로 말해 인산 선생을 만나지 않았다면, 사업 실패 등 인생의 여러 가지 어려움을 겪으면서 이미 죽었을지도 모른다. 어려움이 오기 전부터 인산 선생의 권유로 단전에 지독한 쑥뜸을 지저댄 덕분에 아직도 살아 있는 것은 아닌지….

얼마 전 가슴 아픈 죽음과 마주했다. 필자의 절친 K 사장이 세상을 떴다. 위암이 몸 전체로 번져 간과 척추에까지 전이됐다. 50년 넘은 친구를 암으로 잃는 슬픔이 내게 왔다.

자상하고 성실했던 낚시회 총무
50여 년 우정을 암으로 마감하고

필자가 〈중앙일보〉 기자 시절, 낚시평 담당을 하고 있던 때였다. 매주 낚시를 가다시피 했을 때 만난 K. 모 낚시회 총무였다.

낚시회 총무는 월요일 아침마다 그 전주 주말의 자기 낚시회 조황釣況을 신문사 낚시평 기자에게 알려준다. 다른 낚시회는 전화로 대충 알려주는데, K는 전주의 조황을 들고 편집국까지 찾아온다. 주말에 잡은 붕어 가운데 가장 큰 놈을 골라 어탁魚拓까지 떠가지고 온다. 그만큼 자상하고 성실했던 K.

그 시절 어느 비 오는 날 밤에 걸려온 급한 전화. 두 살짜리 딸이 끓는 물에 빠졌다는 것이다. 억수로 쏟아지는 비를 맞으며 서울대학교병원으로 달려갔다. 응급실에서는 쳐다보지도 않는 상황. 필자가 달려들어 고래고래 고함을 치며 난리법석을 부리자 겨우 응급조치가 되었다. 그래서 그와 더 친해졌다.

몇 년 후 그는 낚시 전문가로서 방송에 자주 출연하는 '낚시계의 저명인사'가 되었다. 필자도 여성지 〈여원〉의 발행인으로서 자주 방송을 하던 때라 더 가까워졌다. 그 부인은 최근 연기자가 되어 가끔 TV 드라마나 영화에도 출연하고, 공익광고에서 얼굴을 볼 수 있는 시니어 여배우가 되었다.

부인이 스타는 아니지만 연기가 무르익었다고 웃던 K 사장. 그 딸은 결혼하여 남편과 미국에서 두 딸과 함께 잘 살고 있다. 또 아들은 '잊지 말아요' '사랑을 쉬지 말아요' 등을 작곡한 유망한

청년 작곡가 강우현이다.

100년과 30년이 함축된 인산의 역사
이제는 '국민 건강의 이정표'로 우뚝

필자가 인산가 30년을 얘기하면서, 50년 친구 K를 이렇게 추모하는 것은 왜 인산 30년을 같이해온 인산 마니아이면서, 절친을 인산의학 쪽으로 인도하지 못했을까 하는 자책에서다.

K를 마지막 만난 것은 그가 세상 뜨기 1년 전쯤. 원래가 살찐 사람은 아니었지만, 그날은 유난히 말라 보였다. 어디 아프냐고 물어도 "아니 별로" 하는 것이었다.

그때쯤 인산죽염을 먹게 하고 쑥뜸을 뜨게 했으면 어땠을지, 그때쯤 명태 끓인 물로 면역력을 높였더라면 하는 후회가 아직도 가시지 않는다.

30년 인산 마니아를 자처하면서, 50년 절친의 건강관리 하나 못 해주었다는 자책감이 아마 오래도록 필자를 지배할 것이다.

인산의학은 거의 100년의 역사를 함축한다. 인산 선생은 4~5세 때부터 신의神醫 소리를 들은 분이니 거의 100년이 맞다. 그리고 ㈜인산가 30년은 김윤세 회장이 이룩한 역사다. 그 100년과 그 30년의 의미는 인산을 아는 모든 사람의 가슴에 '건강의 이정표'로서 오래 기억될 것이다.

필자는 30여 년 동안 자주 강의와 칼럼을 통해 인산 얘기를 했지만, K 사장 떠난 후 자신이 없어진다. 암 걸린 친구 하나 인산 쪽으로 인도하지 못한 자책감이 이렇게 클 줄이야.

이제는 '인산 마니아 30년'이라고, 더 큰소리로 떠들어야 한다는 생각이 든다.

암 소문내야 한다.

암 떠들어야 한다.

암 알려야지. 암 얘기는 큰소리로 떠들며 알려야 된다.

암은 떠들고 소문내야 고칠 수 있다.

암, 그래야지. 암 더 떠들고 다녀라. 30년 된 인산가를 더 자신 있게 떠들어대라고, 절친 K의 죽음이 내게 암시하고 있다.

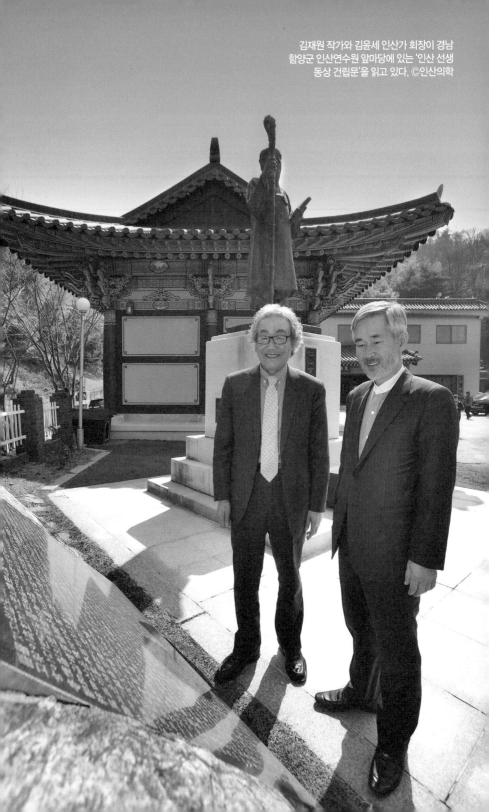

김재원 작가와 김윤세 인산가 회장이 경남
함양군 인산연수원 앞마당에 있는 '인산 선생
동상 건립문'을 읽고 있다. ©인산의학

7

인생 40은
링컨도 떠는
나이였지만

40이 지나면 나타나는
공황장애, 우울증, 불안장애 등

그러니까 40이 문제다. 40이 되면, 또는 40이 지나면 여러 가지가
변한다. 대체로 안 좋은 쪽으로 무너지고 만다.

40을 불혹不惑이라고 누가 그랬던가? 40이 지나면 유독 불혹
이라는 단어를 좋아하게 되는 이유는 잘 설명이 안 되지만, '미
혹되지 아니함'이란 뜻으로, 40이 되면 어떤 유혹에도 넘어가지
않음을 말한다. 세상 풍파에도 흔들리지 않고 의젓해졌음을 말
하는 나이 40.

그러나 2017년 10월 24일 자 〈조선일보〉를 보면 40이 지나면
'불혹'과는 너무 멀어지는 느낌이다. '40대에선 공황장애, 50대는 불
안장애 앓는 이들 증가 추세'라는 제목의 기사는 '40~50대 중년

층에서 공황장애와 우울증, 불안장애, 조울증 같은 정신 질환이 다른 연령대에 비해 많이 발생하고 있어 대책 마련이 시급하다'라고 전하고 있다.

이 자료는 국회의 국정감사에 등장했다. 이 기사를 잠깐 더 인용해본다.

"국회 보건복지위원회 김광수 의원(국민의당)이 건강보험심사평가원에서 제출받은 '최근 5년간 공황장애, 조울증, 불안장애, 우울증 환자 수 현황' 자료에 따르면, 지난해 공황장애와 조울증으로 진료를 받은 환자는 40대가 가장 많았고 불안장애와 우울증 환자는 50대가 가장 많은 것으로 나타났다"는 것이다. 공황장애 환자 비율은 40대(25.4%)에 이어 50대(21.7%), 30대(18.4%) 순으로 30~50대 환자 수가 대략 전체의 66%를 차지했다. 조울증은 40대(18.8%)에 이어 30대(17.4%), 50대(17.0%) 순으로 30~50대 환자가 총 환자 수의 절반을 넘었다.

그러니까 40이 지나면 여러 가지 반갑지 않은 질병에 노출되기도 하고, 새로운 인생의 위기가 온다는 것 아닐까? 그래서 40에 대해서는 링컨도 잊을 수 없는 한마디를 했다.

"40이 되면 자기 얼굴에 책임을 져야 한다."

책임을 져야 한다는 건 '잘하라'는 얘기다.

그렇다면 링컨은 40이 되면 여러 가지가 잘 안 되는 걸 알고 있었을까? '책임' 얘기를 했다는 것은, 떨었다는 뜻도 포함된다.

죽염마늘과 쑥뜸이 체온 올려주는 것은 일반적 팩트

체온이 낮아지면 몸의 기능과 면역력이 떨어진다. 혈액순환도 잘되지 않는다.

체온이 많이 낮아져 '저체온증'이 나타나기도 한다. 저체온증은 추운 곳에 장시간 노출되어 있어 몸의 체온이 35℃ 이하로 떨어진 상태다. 해가 떠 있는 낮에는 괜찮지만 밤이 되면 기온이 크게 떨어지는데, 이때 잠든 상태로 있으면 저체온증으로 이어질 가능성이 있다.

실제 저체온증 환자의 30%가량은 실내에서 발생했다는 조사 결과도 있다. 그러니까 체온과 불안, 또는 체온과 행복은 아주 밀접한 관계가 있다.

'체온이 1℃ 높아지면 면역력이 3배 올라간다'는 것은 히포크라테스의 선언을 통해서도 우리가 알고 있는 사실이다. 체온이 1℃ 내려가면 신진대사 효율은 12% 내려가고, 몸속 효소 기능은 50% 이상 저하된다.

그러니까 앞에서 말한 공황장애나 불안장애도 체온과 밀접한 관계가 있다. 공황장애나 불안장애의 의학적 이론은 몰라도 좋지만, 체온을 1℃ 올리는 방법은 상식적으로 알아둘 만하다.

아마 인산 선생의 〈신약〉을 읽어본 사람은 익히 알고 있는 상식이지만, 음식으로 체온을 높이는 방법에는 마늘이나 유황오리 고기 등이 정답일 것이고, 물리학적으로 체온을 높이는 방법에는 쑥뜸이 있다.

　체온이 떨어지면 면역력 또한 떨어진다. 인산의학에서 얘기하는 마늘의 효과는 인산 마니아가 아니더라도 다 아는 것이지만, 사전적인 해석을 하더라도 마늘의 성분은 경탄할 만하다.

　마늘은 신장(콩팥)의 항산화 능력을 높여 유해산소로부터 세포가 손상되는 것을 막아주는 효과가 있으며 항균, 항바이러스, 항산화 역할을 하는 알리신 성분이 많이 들어 있어서 신장병의 원인인 당뇨병과 고혈압 예방에 효과가 있는 식품임은 이제 우리가 다 아는 상식이 되어 있다.

　앞에서 언급한 공황장애나 불안장애 등은 신장과 불가분의 관계가 있다.

　죽염마늘이나 쑥뜸을 가까이하고 사는 사람에게는 공황장애나 불안장애 등이 별로 발견되지 않고 있다는 사실 또한 신기하지만, 우리 주변에서 흔히 보는 팩트다.

　링컨이 현대에 태어나 우리들 주변에 사는 인물이었다면, 그래서 마늘이나 쑥뜸으로 체온 올리는 방법을 알았다면, 40이 되면 책임 어쩌고 하는 약한 소리를 안 했을지도 모른다.

8

인산죽염을 북한에 보내
기생충을
박멸하게 된다면

우리가 잊고 살던
기생충의 징그러운 이야기

'기차는 도라산역을 통과해 북으로 달리고 있었다. 이 기차에는
북으로 보내는 의료 장비와 약품들이 가득 실려 있다. 그중에서
도 특이한 것은 인산죽염이다. 북에서 넘어온 병사의 몸에서 기
생충이 많이 나왔다는 보도 이후 인산가가 북한에 죽염을 보내
기로 작정한 것이다. 기차는 어느덧 개성을 지나⋯.'

자다가 깬 꿈 이야기가 아니다.

지난 2017년 11월 13일 JSA(판문점 공동경비구역)를 목숨 걸
고 건너오다 총상을 입은 북한 군사를 수술하던 중 '놀랄만한
수준의 기생충'이 발견됐다는 집도의 이국종 교수의 발표를 보면
서 많은 사람이 혀를 찼다.

특히 6·25를 겪은 세대들은 한결같이 "그때(6·25전쟁 당시) 우리도 거의 비슷했어. 학교에서 구충제를 학생들에게 먹일 정도였으니까…"라고 추억했다.

지금 남한에서 구충제는 별로 잘 팔리는 약품이 아니다. 위생 및 안전 시설의 충분한 발달로 기생충이나 구충제 같은 단어를 모르는 세대도 있다.

그리고 11월 18일 〈조선일보〉는 북한 병사의 몸에서 나온 기생충과 구충제 관련 기사를 서울대 의대 신희영 교수(연구부총장)의 입을 빌려 상세하게 보도했다.

"북한 의료지원차 2003~2008년 사이 여섯 번 방북한 경험이 있다. 서울대 의대 통일의학센터 교수들이 금강산 온정리를 찾아가 주민들 기생충 검사를 한 적이 있다. 95%가 기생충을 갖고 있었다. 인분을 비료로 쓰는 데다 구충제가 부족해서다. 기생충 약을 지원해주겠다고 했더니 북측은 '공화국엔 그런 병 없다'며 거절했다. 포장을 '영양 증진제'로 해서 건네줬더니 그제야 받더라."

〈조선일보〉의 이 기사를 읽으며 문득 생각한 것이 '북한에 인산죽염을 보내면 어떨까? 체내 기생충 박멸에 인산죽염이 효과가 있을까?'였다. 그 생각을 하고 있으니 상상력이 발전하고 비약해서 도라산을 지나 북으로 의약품 열차가 가는 상상을 하게 된 것이다. 그러나 이 상상은 밑도 끝도 없는 상상은 아니다. 기생충과 인산죽염을 연결하여 생각하게 된 계기는 인산가 김윤세 회장과의 통화였다.

죽염의 해독 작용과 구충 작용으로
가능한 것은

〈조선일보〉의 기생충 관련 기사를 읽은 이튿날은 일요일이었다. 문득 권위자의 얘기를 듣고 싶어 김윤세 회장에게 전화를 했다.

"혹 김일훈 선생 생존 시에 회충 같은 기생충에 관련된 치료 사례가 있습니까?"라고 물었다.

"배탈이 났다고 찾아오는 사람들이 꽤 있었다. 아버님(인산 선생)은 환자의 안색을 한 번 보시고는, 금방 알아차리시고는 '회충이야 회충' 하시며 활명수에 인산죽염을 많이 타서 먹게 하셨다. 그런 환자는 거의 다 치료 효과가 좋았다. 죽염이 구충 작용도 하고 해독 작용도 하니까, 몇 번 그렇게 먹으면 그걸로 치료가 됐다."

물론 죽염을 그렇게 먹은 환자 몸에서 '회충이 많이 나왔다'든가 하는 언급은 없었다. 말하기도 좀 지저분해서 그런지 그냥 '죽염이 구충 작용도 하고…'라고 에둘러 표현했다. 그 전화를 끊고 필자는 지금이라도 북한에 죽염을 보내면 기생충 문제는 해결되리라는 기분 좋은 상상을 했다. 그 상상이 꼬리에 꼬리를 물더니 급기야, 인산죽염을 실은 열차가 도라산역을 통과해 북한으로 들어가는 상상에까지 이르게 된 것이다.

앞에서 인용한 〈조선일보〉 기사에서 신희영 교수는 "남한엔 기생충은 없는 대신 아토피가 많고, 북한엔 아토피는 없고 기생충이 많다"고 했다. 둘 사이 상관관계가 있다는 설명이다. "아토피는 신체 면역 시스템이 스스로를 공격해 생기는 증상이다. 남한 사람들 몸은 기생충에 의한 외부 공격이 사라지자 자기 몸을 적으로 인식하고 스스로를 괴롭히는 것이다."

아직 가설假說이지만 설득력이 있었다. 북한 사람들 몸은 외적外敵인 기생충에 맞서느라 자기를 공격할 여력은 없다는 뜻이다. 참으로 묘한 대조가 아닐 수 없다. '북한엔 기생충이 많고 남한엔 아토피가 많다'는 것은 남과 북의 경제 사정과도 비교가 되고, 더구나 재미있는 것은 '남한의 아토피는 기생충에 의한 외부 공격이 사라지자, 신체 면역 시스템이 스스로를 공격해서 생기는 증상'이라는 점이다.

북에는 기생충이 있고
남에는 아토피가 있으니…

아토피 역시 일종의 면역결핍증으로 우리는 알고 있다. 평소에 면역력을 강화해놓으면 아토피가 맥을 못 춘다. 즉 아토피는 면역력이 약해졌을 때 생기는 것으로 우리는 알고 있다. 면역력이 약해지면 온갖 병이 다 달려든다. 아토피는 물론이고 대상포진 역시 면역결핍에서 온다는 사실을 우리는 알고 있다. 아니 암 역시 면역력이 떨어졌을 때 달려든다. 다시 말하면 면역력만 강하다면 거의 큰 병 없이 지낼 수도 있다.

북한에선 여러 가지 위생 시설이 낙후되어 사람들이 온갖 질병에 노출된다. 급기야 기생충에 의해 몸이 결딴나기도 한다. 이번에 목숨 걸고 JSA를 넘어 자유의 품에 안긴 그 북한 병사 역시 면역력만 강화된다면 건강을 회복할 것이다. 북의 기생충이나 남의 아토피나 인산죽염을 비롯한 마늘이나 명태 삶은 국물, 유근피나 유황오리 등 우리 주변에 흔한 몇 가지 식품으로 해결 가능하다는 사실은 참으로 마음 든든하지 않을 수 없다.

인산죽염을 비롯한 몇 가지가 남과 북의 건강을 책임질 수 있다는 사실은 흐뭇한 신뢰가 아닐 수 없다. 그러니까 인산죽염을 실은 열차를 타고 도라산역을 통과하고 싶은 필자의 소망이 부질없는 꿈은 아니라는 사실이 기분 좋다.

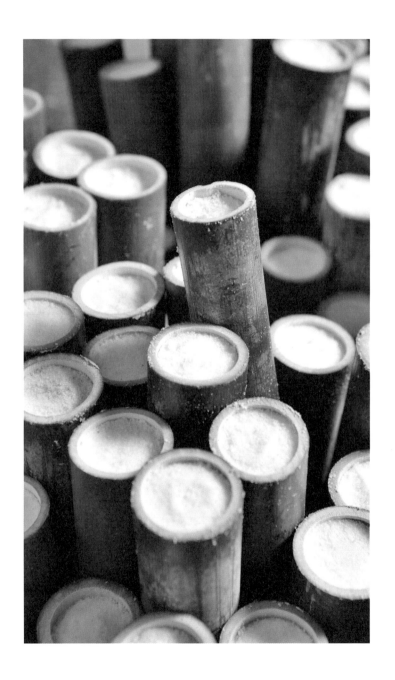

9

나 대신
아파주실 분
손들어보세요!

아까운 나이에 떠난
세종대왕이나 스티브 잡스

살아가면서, 건강 걱정만 안 하고 살아도 보통 수준의 행복이다. 아니 행복 가운데 가장 큰 행복이랄 수도 있다. 새해가 오면 누구나 신년지계를 짠다. 형식이 어떻든, 그 신년지계가 실천되고 안되고는 나중 문제고, 모든 사람의 신년지계에 빠지지 않는 것이 바로 건강이다.

　연말이라 그런지 강의를 나가면 신년지계 짜는 법을 알려달라는 주문을 가끔 받는다. 필자라고 무슨 특별한 신년지계를 짜는 것은 아니다. 대강 아래와 같이 6개 항목으로 구성되는데 실천여부는 연말에야 나타난다. 금년에도 다음과 같이 6개 항목을 설정한다.

① 건강 – 쑥뜸, 죽염 푹 찍은 마늘, 매일 1만 5,000보 걷기, 주 2회 헬스클럽
② 돈 – 사업가는 매출 목표, 수익 목표, 직장인 주부는 저축 또는 증권 등 투자 목표
③ 교육 – 독서 계획, 외국어, 세미나 참석 계획 등
④ 사교 – 친구, 동창회, 사교 모임, 여행 또는 취미 생활 관련
⑤ 영적靈的 문제 – 주 1회 사찰 또는 교회 가기, 매일 1시간 참선 등
⑥ 가정 – 월 1회 전 가족 회식, 1년 2회 정도 가족 여행 등

그런데 매년, 역시 건강 문제가 맨 앞에 나온다. 우리는 몸과 마음이 다 건강하기를 희망하며 산다. 몸과 마음이 내 마음대로 되지 않을 때, 우리는 행복과 멀어진다고 생각하게 된다. 좀더 살았으면, 좀더 세상에 남아 있었으면 하는 사람 가운데 필자는 세종대왕과 스티브 잡스를 가끔 생각한다.

세종이 54세라는 한창 나이에 요절하지만 않았다면, 한글을 창제한 임금으로서 더 큰 업적을 남기지 않았을까. 스티브 잡스 역시 마찬가지다. 그 역시 한창 나이인 56세에 갔다.

필자가 잡스를 좋아하는 이유는 종종 그가 보여준 참선하는 모습 때문인지도 모른다. 필자 역시 하루 40~60분 정도 참선을 하기 때문에, 스티브 잡스와의 공통점을 가졌다 해서 좋아하는 지도 모른다. 그가 건강에 관해 남긴 절실한 한마디가 있다. "나

대신 차를 운전할 사람을 구할 수도 있고, 회사에 나 대신 돈을 벌어줄 사람을 구할 수도 있다. 그런데 나 대신 아파줄 사람을 구할 수는 없다."

역시 천재 스티브 잡스다운 표현이다. 건강의 중요성과 누가 대신해줄 수 없는 대체불가代替不可를 실감나고 극명하게 표현하고 있다.

몸이 견디지 못하면
인생 자체가 견디지 못한다

2017년 연말 우리 가요계에는 아주 우울한 소식이 있었다. 사랑받는 가수 샤이니 종현과의 느닷없는 '이별'이었다. 매스컴이 전하는 바에 의하면 아이돌은 아주 엄격한 통제하에 연습벌레가 되어야만 했다.

"오전 6시에 숙소에서 기상해 8시부터 9시 30분까지 안무 연습을 한다. 오전 10시부터 두 시간 동안은 연기 수업을 받는다. 오후에는 보컬 수업, 개인 안무 연습, 언어 교육 등이 이어진다. '하루 20시간 뺑뺑이 연습'은 수년간 반복된다… 종현도 이렇게 3년을 보내고 데뷔한 것으로 안다. 국내 기획사는 대부분이 비슷한 스케줄로 연습생을 훈련시킨다."

종현과의 이별을 슬퍼하는 팬들은 건강에 대해 다시 한 번 실감했을 것이다. 즉 몸이 견디지 못할 만큼의 연습이 종현의 인생을 그렇게 몰고 간 것은 아닌가 하는 것이다.

그대의 암보다
나의 소화불량이

한편 2017년 12월 12일, 우리나라 암 발생률이 4년 연속 하락했다는 〈연합뉴스〉의 보도는 암 환자나 그 가족이 아니더라도 굿 뉴스가 아닐 수 없다. 한데 암 발생률은 4년째 감소하고 있는데, 유방암·전립선암·췌장암은 증가하고 있다고 한다. 유방암 발생률이 증가하고 있다는 것은 여성들에겐 정말이지 우울한 소식이 아닐 수 없다.

국가가 검진비를 지원하는 5대 주요 암(위암·대장암·간암·자궁경부암·유방암) 가운데 발생률이 계속 증가하고 있는 암종은 유방암이 유일하다. 2007년 이후 연평균 증가율이 4.0%다.

우리나라 국민이 기대수명(82세)까지 생존할 경우 암에 걸릴 확률은 35.3%로, 남자(79세) 5명 중 2명(37.9%), 여자(85세) 3명 중 1명(32.0%)에서 암이 발생한다는 얘기다. 세계표준인구로 계산한 우리나라 암 발생률은 인구 10만 명당 253.8명으로, 경제협력개발기구(OECD)의 평균(270.3명)보다는 낮은 수준이다. 다행이다.

며칠 전 TV 건강 프로에 출연한 어느 의사가 "다른 사람이 걸린 서너 가지의 암보다 내가 앓고 있는 가벼운 소화불량 증세가 훨씬 심각하고 중요하게 여겨진다"고 한 말은 진리다. 그리고 그 의사의 "항상 면역력이 떨어지지 않게 유지해야 한다. 만병이 면역력 저하에서 온다"는 설명은 진짜 진리다.

다행히 우리는 면역에 관한 한, 옛날부터 우리 주변에 많은 약재藥材들이 있다. 인산 김일훈 선생의 "우리나라 산하의 흔한 풀들은 70% 이상이 약초다"라는 한마디 속에, 건강에 관한 모든 힌트가 다 들어 있다.

앞에서 필자가 세운 신년 계획 중 1번 건강에서 맨 앞의 쑥뜸과 죽염 푹 마늘(죽염을 푹 찍어 마늘 먹기)은 설명할 것도 없이 면역력 강화를 염두에 둔 것이다.

건강을 우습게 생각한다면, 집 앞에 나가 큰소리로 고함 한번 질러보시기 바란다.

"나 대신 아파주실 분 손들어보세요!" 그러나 손들어줄 사람은 이 세상 어디에도 없고, 자칫 미친놈 소리 안 들으면 다행이다. 그런 소리 들으면 안 되지 않나!

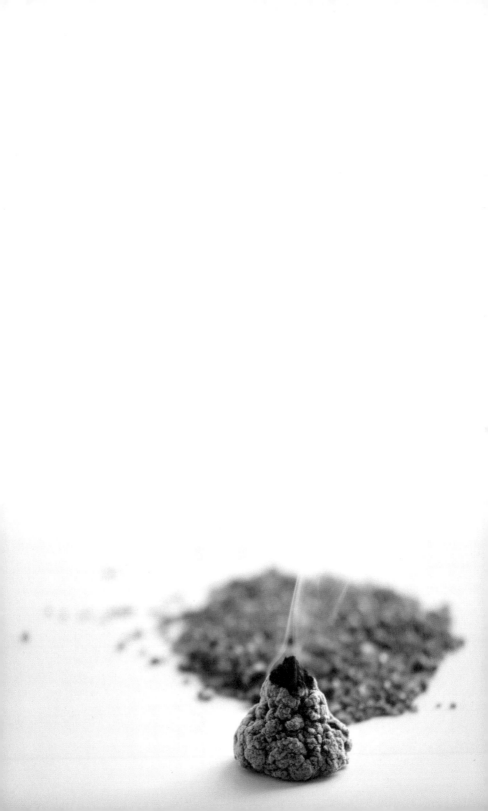

10

송해를 결정적으로
외롭게 만든 건
감기였다

63년 만에 올린 결혼식
눈물바다가 되다

언제 보아도 우리를 즐겁게 해주는 사람이 있다. 언제 보아도 호감이 가서, 달려가 악수라도 한번 해보고 싶은 사람 가운데 '송해'가 있다. 그의 나이 93세라고 한다.

그렇게 나이 많은 그를, 우리는 그냥 송해라 부른다. '송해 씨' 혹은 '송해 선생님'이라고 부르면 갑자기 거리가 느껴지고, 그동안 누리던 친분감이 부분적으로나마 소멸되는 것 같아서 우리는 그를 그냥 송해라고 부른다.

그런데 우리의 그 친근한 송해가 오늘도 눈물을 멈추지 못하고 목이 메어 흐느끼지도 못하고 있다. 송해는 이제, 1·4 후퇴 때 북한에서 혈혈단신 넘어왔을 그때처럼 또 독신이 되었다. 부인 석

옥이 여사가 측은한 송해를 혼자 남겨두고, 야속하게도 혼자 떠나버린 것이다.

2018년 1월 23일 자 방송에 의하면, 송해는 1951년 1·4 후퇴 당시 고향인 황해도 재령에서 혼자 남한으로 내려왔다 군에 입대해 통신병으로 복무했다. 송해는 어쩌다가 휴가증을 받아도 가족이 없는 몸이니 당연히 갈 데가 없었다. 이를 안타깝게 여긴 한 상급자가 송해를 자기 집에 데려가곤 했다. 거기서 송해에겐 운명적인 만남이라 할, 석옥이 여사를 만났다. 석 여사는 그 상급자의 여동생이었던 것이다.

송해는 1952년 석 여사를 아내로 맞아 가정을 꾸렸다. 힘들었던 시절, 가족도 친척도 없던 송해는 결혼식도 올리지 못했다. 신혼살림은 대구 달성군 옥포면에서 시작됐다. 그 옥포면에, 그의 팬들과 옥포면 당국자들의 협조로 만들어진 '옥연지송해공원'이 만들어졌다. 그 공원에 이제 고인이 된 석 여사가 안치됐다.

2015년 말 송해는 한 방송에서 그동안 '사느라고 못 올린 결혼식'을 올렸다. 결혼 63년 만이었다. 〈전국노래자랑〉 악단의 연주에 맞춰 석 씨가 웨딩드레스를 입고 입장했다. 신부는 참지 못하고 눈물을 흘렸다. 이날 송해는 직접 쓴 편지를 읽어 내려갔다. "'애야 조심해라' 어머니 마지막 말씀을 뒤로하고 혈혈단신 떠나온 나에게 옥이 당신은 너무나 크고, 삶의 의지를 준 여자였다"고 고백했다. 결혼식장은 이 애절한 사연에 눈물바다가 됐다.

그 친근한 송해가 혈혈단신 외로운 몸이 되었다. 그 나이에 고

아처럼 외로워지리라고는, 그 자신은 물론 아무도 생각할 수 없었다.

환자가 기침이나 재채기를 안 해도
걸리는 재수없는 독감

그런데 송해를 외롭게 하고 혼자 떠난 부인은 당초에 감기로 입원해 있었다. 감기…. 정말 고약한 감기다. 누구든지 걸렸다 하면, "재수없게 걸렸다"고 말하지 않으면 안 될 만큼 독한 감기. 그런데 감기가 더 무시무시해졌다는 연구 결과가 나왔다.

미국 메릴랜드 연구팀의 발표에 의하면, "독감 바이러스는 숨 쉬는 것만으로도 전염된다"는 것이다. 미국 국립과학원 회보 〈Proceedings of the National Academy of Sciences〉에 실린 내용이다. 지금까지는 오염된 물건을 만지거나, 환자가 기침을 하면서 공기 중에 퍼뜨린 분비물을 들이마시면서 독감이 옮는다고 여겨졌다. 그러나 이 연구진은 기침이나 재채기가 없어도 독감 바이러스에 걸릴 수 있다는 사실을 발견했다.

연구팀의 도널드 밀턴 박사는 "독감 환자들이 기침이나 재채기를 하지 않을 때도 주변 공기를 전염성 바이러스로 오염시킨다는 사실을 발견했다"면서 "특히 발병 첫날에는 그 정도가 강하기 때문에 독감에 걸렸을 경우, 집에서 쉬는 것이 자신뿐 아니라 다른 사람들을 위한 일"이라고 경고했다.

3장_행복한 인생

무엇 물고 잠들고, 무엇 물고 잠 깬 아침
가버린 감기

필자 주변에도 작년, 재작년, 연달아 재수없는 독감에 걸린 사람들이 많았다. 필자의 아내 역시 최근 2~3년 사이 독감으로 고생했다. 독감 걸렸다, 또는 앓았다고 하면 누구나 먼저 묻는 질문. "독감 예방주사 맞지 그러셨어요?"

필자는 아내와 함께 해마다 그 독감 예방주사를 맞았다. 그러나 이제부턴 안 맞으려고 작정했다.

"독감 예방주사라는 거 맞으나마나 한가지다"라는 소리 들은 지도 오래다. 그런 얘기 신빙성 없다고 할 일이 아니다. 신빙성 있는 어느 푸드 닥터(식품영양학 박사)가 자신만만하게 들려준 얘기이기도 하다. 또 "독감 예방주사보다는 역시 면역력 강화다" 소리 하는 사람도 해마다 늘어나고 있다.

감기는 면역결핍에서 오는 질환 가운데 하나다. 몸의 면역력이 저하되었을 때, 우리를 노리는 감기. 환자가 재채기나 기침 안 해도, 환자 근처에서 걸릴 수 있다는 지독한 독감. 면역력은 약보다 평소의 관리나 음식으로 키워야 한다. 앞에서 말한 푸드 닥터도 그렇고, 인산의학에서도 면역력 강화가 감기 예방책으로 되어 있다.

약 15년 전 필자가 김윤세 인산가 회장에게 들은 감기와 면역력 얘기가 지금도 귀에 삼삼하다.

"겨울에 감기 걸리는 건 이상할 거 없죠. 걸리기 전엔 면역력 강화가 물론 중요하고요"라면서 담담히 들려준 감기에 대한 처방. 물론 인산의학에 의한 것인데, 면역력 강화에는 마늘, 죽염, 신비의 간장 복해정, 유황오리진액, 무엿 등이 좋다고 했다.

필자는 무엿 효과를 톡톡히 체험했다. 3년 전인가, 강의를 해야 하는데 감기가 왔다. 목이 잠기고 말이 안 나왔다. 아무래도 실수할 것 같아서, 김윤세 회장에게 전화로 답을 구했다. 깊은 밤이었는데, "내일 강의하신다면, 오늘 밤은 무엿을 입에 물고 주무세요. 자다가 깨면 또 무엿을…." 김 회장의 충고대로 그날 밤 무엿을 4~5 스푼 물고 있었던 기억이 난다. 무엿을 물고 잠들었고, 무엿을 물고 잠에서 깼다.

물론 그 이튿날 아침, 감기는 물러가고 거뜬히 일어나 강의를 할 수 있었다. 또한 겨울이면 생강과 감초 등을 넣고 달인 '생감차'를 애용하는 사람들은 감기의 무서움을 별로 모르고 지내기도 한다.

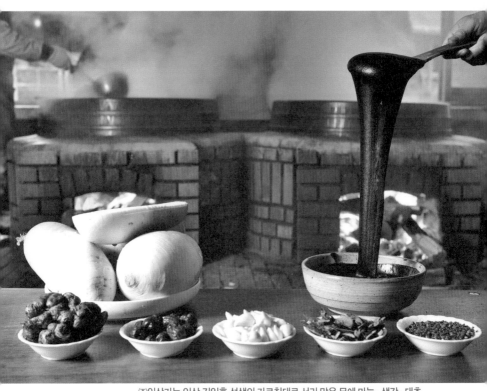

㈜인산가는 인산 김일훈 선생의 가르침대로 서리 맞은 무에 마늘·생강·대추
등을 더해 정성껏 달여 무엿을 제조한다. ⓒ인산의학

11

노로바이러스보다
무서웠던
'마늘 소녀'의 컬링병

"마늘을 얼마나 먹었기에 마늘 소녀냐?" 묻는 외국 선수들
자원봉사자 설명 듣고 갸우뚱

'노로바이러스를 피했는데 컬링병에 걸렸다.' 미국의 유명 신문
⟨월스트리트저널⟩(WSJ)의 독자들은 이런 제목의 기사를 보고
처음엔 의아했고, 기사를 다 읽고는 깔깔 웃어야 했다. 눈치 빠른
독자라면 이미 파악했겠지만, 평창올림픽 기사다.

이 기사는 평창올림픽에서 발생한 노로바이러스를 피했는데,
한국 여자 컬링 대표팀의 '영미병'에 흠뻑 빠졌다는 의미다.

영국 BBC는 '한국의 깜짝 컬링 슈퍼스타'란 제목으로 "올림픽
에서 한국인들의 마음이 아무도 예상하지 못했던 곳에 사로잡
혔다"며 "과소평가된 한국 여성들이 거물을 물리치고 메달을 딸
수도 있다. 스피드스케이팅 등 한국에 관심 쏠린 종목들도 '갈릭

걸스'를 향한 국가적 열정에 필적하지 못한다"고 전했다.

김영미와 김영미의 의성여고 동창 김은정, 김영미의 친동생 김경애, 김경애의 친구인 김선영은 2007년부터 경북 의성에서 취미로 컬링을 시작했다. 의성 특산물 마늘에 빗대 '마늘 소녀(갈릭 걸스)'라 불린다.

세계 랭킹 8위의 한국 여자 컬링 대표팀은 세계 1~5위 팀을 모두 쓸어버리면서 평창올림픽의 신데렐라로 떠올랐다. 동그란 안경을 끼고 카리스마를 뿜는 스킵 김은정은 '안경 선배'라 불린다. 김은정이 경기 내내 리드인 김영미를 향해 외치는 "영미~"는 평창올림픽 최고 유행어가 됐다.

올림픽이 시작된 직후에도 한국 컬링이 그렇게 세계적인 화제가 되리라고는 아무도 예상 못 했다. 처음엔 '마늘 소녀'라는 이름에서 오는 이질감이 관심을 끌기 시작했고, 이 팀이 경기를 하면서 "영미야!"를 계속 불러대면서 눈을 끌기 시작했다.

어떤 외국 선수가 자원봉사자를 붙들고 "왜 마늘 소녀냐? 이 선수들이 마늘을 얼마나 먹었길래?"라고 물었다는 에피소드는, 한 번이라도 평창에 응원 다녀온 사람들 사이에선 널리 알려진 개그로 통한다.

마늘 소녀는 모두 의성 출신이고 한 마을에서 살고, 의성여고 출신들이고 의성컬링센터에서 함께 운동한, 의성과 떼어놓을 수 없는 의성의 딸들이다. 성은 모두 김 씨다. 마늘은 어려서부터 밥이나 다름없이 많이 먹었을 것이다.

30년 이내에 가장 먼저 사라질 고장 1위에 오른 의성

그러나 마늘이 이 위기를 구했으면 좋겠다는 민심

의성이 마늘의 고장임을 모르던 사람들은 이번에 큰 거 배웠다. 그런데 "영미야"를 외치는 마을 소녀들은 현재 '고향을 잃을 위기'에 놓여 있다.

그 위기를 알면서도 마을 소녀들은 이를 악물고 세계의 컬링 강호들을 꺾어나간 것이다. 마을의 힘이다.

의성의 인구는 5만 3,390명. 65세 이상 노인 인구가 2만 315명이나 된다. 지난달 출생자는 18명에 불과하고, 사망자는 127명에 달한다.

2017년 한국고용정보원이 선정한 '30년 이내 사라질 가능성이 가장 높은 지자체 10곳'에서 단연 1위를 차지한 곳이 바로 의성이다. 전국에서 인구 소멸 위기가 가장 높은 곳이란 얘기다. 그런데 이번 평창올림픽을 통해 의성은 되살아날 것이다. 먹으면 힘이 되고 건강이 되는 마늘 먹고, 의성은 되살아날 것이다.

그러니까 마늘은 의성의 상징이고, 올림픽의 상징이고, 없어질 도시를 부활시키는 희망의 상징이다.

거기에서 그치지 않는다. 사전적 설명을 들어도 그렇고 인터넷을 찾아도 그렇고, 〈조선일보〉가 보도한 기사 '4050대 남성이 먹으면 활력 충전되는 식품 5가지'에서도 마늘은 4050 남자들뿐만 아니라 전 연령층에 건강식품으로 되어 있다.

"마늘은 혈액순환을 원활하게 해 정력을 강화한다. 성기능 중

가장 중요한 것 중 하나가 발기인데, 발기가 잘 이뤄지려면 혈액
순환이 잘 돼야 한다. 마늘의 대표적 성분인 알리신은 혈관을 확
장시켜 혈액순환을 원활하게 하고 혈압과 함께 콜레스테롤을 낮
춰주기도 한다. 또한 알리신이 비타민 B_1과 결합해 만들어지는
알리티아민은 탄수화물을 분해해 에너지를 만들고 신진대사를
활발히해 피로회복에도 뛰어난 효과를 보인다."

구운마늘을 죽염에 푹 찍어 먹는 마늘 파티가
강남 특급호텔 뷔페에서 매일 열린다면

인산의학에서도 마늘은 건강 강화에 아주 중요한 몫을 차지하고
있다. 인산 김일훈 선생은 명저 〈신약〉에서는 물론이고, 선생 생
존 시에, 암환자 등 불치병 환자에게 마늘을 많이 먹으라는 말씀
을 빼놓지 않으셨다.

눈치 없는 사람이 "얼마나 먹을까요?"라 물으면 "마늘을 죽염
에 찍어 배 터지게 먹어!"라고 하셨다는 이야기는, 김윤세 인산가
회장이 전하는 선친 인산이 남긴 에피소드 가운데서도 대표적이
다.

매년 봄가을에 지리산 깊은 산속 함양 인산연수원에서 진행되
는 2박 3일 힐링캠프의 첫날 밤, 마늘 파티가 열린다. '마늘 파티'
란 이름은 필자가 붙인 별명이지만, 100여 명의 힐링캠프 참가자
가 식탁 주위에 둘러앉아 '죽염 푹 찍어서 마늘 먹기'를 한다. 생

각 없이 이 이야기를 들으면 그로테스크하게 들릴지 모르나, 참가자들은 진지하게 구운마늘을 죽염 푹 찍어 먹는다.

필자는 죽염에 푹 찍은 구운마늘을 몇 년째 먹고 있다. 약간 짜긴 짜지만 고소하다.

최근 강남의 유명 호텔 뷔페(저녁엔 1인당 식사비가 무려 10만 원이 넘는)에 어김없이 구운마늘이 나오고 있다. 그 마늘이 평창 올림픽에서 진가를 발휘했다고 하면 논리의 비약이라고 할지 모르지만, 의성의 '갈릭 걸스'는 하나도 비약하지 않고 차근차근 점수를 보태나갔다. 마늘의 힘이기도 하다.

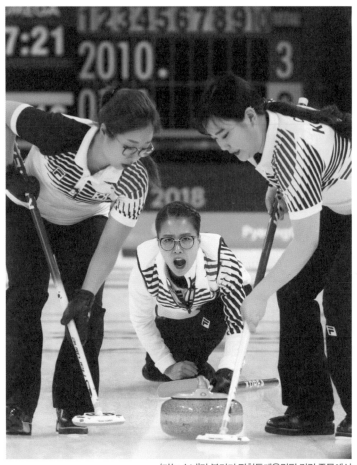

'마늘 소녀'라 불리며 평창동계올림픽 컬링 종목에서
은메달을 획득한 한국 여자 컬링 대표팀. ⓒ조선일보

12

면역력,
무지 아픈 대상포진,
그리고 자기 고백

면역력 얘기를
그렇게 많이 썼는데…

필자가 대상포진에게 당했다. 대상포진을 앓기 시작한 지 1개월이 되었는데, 아직도 덜 나았다. 물론 피부에 펼쳐진 대상포진은 거의 다 아물었지만, 대상포진의 전형적 증세라는 피로감, 전신무력증, 온종일의 나른함은 남았다.

우리나라 최고의 여류 방송작가 K 여사. 그가 "애 낳는 거보다 더 아프다"고 실감 있는 소리를 해서 대상포진이 아프다는 것은 대강 알고 있었다.

이번에 필자가 대상포진을 앓고 보니까, 딸도 대상포진 선배고 며느리도 대상포진 선배다. 또 필자가 관계하고 있는 ㈔한국인터넷신문방송기자협회의 J 회장도 대상포진 선배다. 주변에 대상포진 선배가 이렇게 많을 줄이야.

오른쪽 허리 부분(바로 벨트 라인)에 생긴 대상포진 탓에 허리를 굽히고 펼 적마다 아팠다. 잠을 제대로 못 자고 고통스럽던 밤도 여러 날이었다.

너무 아파서 한 잠도 못 잔 날도 있었다. 병원에 가서 통증을 호소하니 의사는 "쉬세요. 푹 쉬셔야 합니다" 한다. 필자가 병원에 가는 날마다 그 의사는 오직 한마디, "쉬세요. 푹 쉬셔야 합니다." 그러면 나의 대상포진은 쉬지 못해서 생긴 병인가?

그러고 보니 10여 년 넘게 매일 5~10여 시간씩 인터넷에 매달려왔다. 블로그를 하면서 밤을 새기도 여러 날이었다. 얼마나 블로그를 열심히 했는지 2014년 10월 20일엔, 필자의 블로그(아내사랑 대변인)가 우리나라 전체 블로거(790만 5,838명) 가운데 1% 이내인 1만 6,263위까지 올라갔다는 공식 통계(랭키닷컴 통계)에 흥분했다.

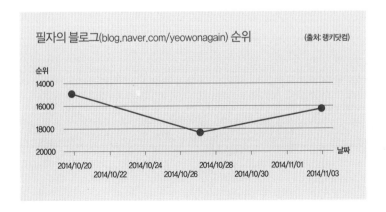

그래서 용기를 내어 인터넷신문 〈여원뉴스〉를 창간했다(2014년 11월 19일). 필자가 우리나라 남성들에게 '아내를 사랑하라'는 칠언절구를 날렸던 〈여원〉을 종이잡지에서 인터넷신문으로 바꾼 것이다.

〈여원뉴스〉 창간
5년간의 과로와 스트레스가

"푹 쉬셔야 돼요!" 소리만 연발했던 의사나 한의사인 딸이나, 필자가 대상포진 걸린 이유로 10여 년간의 과로와 스트레스를 꼽았다.

과로에 스트레스도 심했으리라는 짐작이 적중한 것이다. 〈여원뉴스〉를 우리나라 최고의 인터넷신문으로 만들자는 의욕에 밤새운 날도 많았다. '아내를 사랑하라'고 외친 그 혁명적인 여성지, 왕년의 〈여원〉만큼 키우겠다는 의욕, 또는 욕심이 맞아떨어지긴 했다.

그리고 〈여원뉴스〉가 2018년 2월부터 '네이버'와 '다음'이 선정한 기사 제휴 신문이 되었다. 적은 인원으로 집중적으로 매달린 덕분이다.

그러니 〈여원뉴스〉를 '한국에서 제일가는 인터넷신문'으로 만들자는 의욕이나, 적은 인원으로 너무 큰 그림을 그린 것 때문에 대상포진에 걸린 것 아니냐는 협회의 J 회장 얘기도 일리가 있다.

어쨌든 과로와 스트레스가 면역력을 꽉 떨어뜨렸다는 진단은 정확했다고 생각한다.

떠들어댄 장본인이
면역결핍으로 덜커덕

필자는 이 칼럼에서 여러 차례 "면역력만 떨어지지 않으면 대상포진 아니라 암도 안 걸린다" 소리를 한 것으로 기억한다. 입으로는 그러던 사람이, 실제로 면역력 결핍 질병인 대상포진에 걸린 것이다.

대상포진으로 확인된 날 김윤세 인산가 회장에게 전화를 걸어 대상포진 걸린 것을 자백(?)했다. 여기서 자백이라고 한 것은 필자가 여러 차례에 걸쳐 '면역결핍이 만병의 근원'이라고 했기 때문이다. 글은 그렇게 쓰면서도 본인 자신은 실천 못 했다는 자책감으로, 자기 고백을 한 것이다.

김윤세 회장은 웃으면서 "그동안 면역력 관리 잘 하신 걸로 아는데요"라며, 무안해하는 필자를 위로해주었다. "뜸도 많이 뜨시고, 북어 삶은 물 많이 드셨지 않아요? 또 구운마늘 죽염 찍어서 많이 드셨지 않아요?"라는 위로가 질책으로 들리기도 했다.

몇 년을 북어 삶은 물을 매일 먹었지만 언제부턴가 중단했고, 마늘과 죽염은 몇 킬로씩 구입해놓고는 바쁘다는 핑계로 먹는 척만 했었다. 약 3~4년은 그런 것 같다. 그러면서 면역력이 저하되고, 과로에 스트레스가 쌓이며 대상포진이라는 무지 아픈 질병에 걸리게 된 것이다.

아파봐야 안다. 아파봐야 철이 난다. 한의사인 딸이 해마다 지어주는 보약도, 이번 봄처럼 열심히 하루도 안 빼놓고 먹은 적이 없었다. 북어 삶은 물도 다시 마시고 있고, 금년에는 죽염마늘 열심히 먹는 것은 물론, 그동안 중단했던 쑥뜸을 본격적으로 뜰 생각이다. 면역력 강화가 만병의 예방이니까.

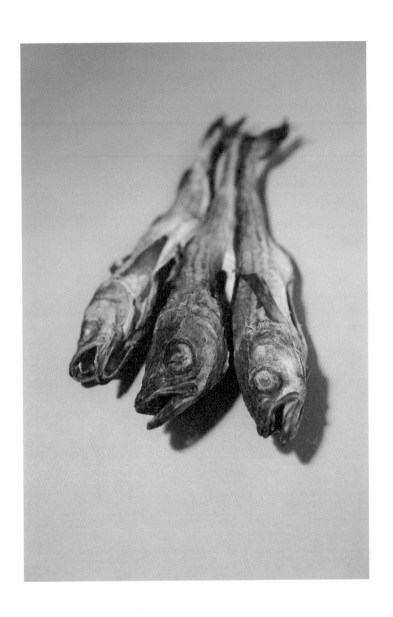

13

회장님들 왈
"건강 없이 사업 없다,
인생도 없다"

90 넘어 떠난 회장님과
40대에 떠난 회장님

살아서 어떻게 했느냐는, 그가 세상을 떠난 후의 평가로 알려지게 된다. 재계 랭킹 4위인 LG그룹의 구본무 회장이 떠났다. 구본무 회장은 탁월한 사업 능력과 열정으로 그를 흠모하는 후진들에게 롤 모델이 되기에 충분했다고, 그가 영면한 직후 각 매스컴이 호의적인 기사를 썼다.

그가 떠나는 바람에 재벌에 대한 얘기가 많이 나왔다. 그렇지 않더라도 최근 2~3년 동안 재벌 얘기는 그치지 않는다. 식물인간이 되었다는 삼성 이건희 회장, 그 아들 이재용의 구속, 롯데 신동빈 회장의 징역 등 격변하는 세상답게, 재벌 얘기가 심심치 않은 화두로 계속 이어지고 있다.

구본무 회장이 별세한 2018년 5월 20일, 재벌닷컴이 공정거래
위원회 지정 60개 대기업 집단 가운데, 총수(회장)가 있는 52곳
을 대상으로 창업주와 직계 회장 36명의 수명을 조사한 결과 평
균 77세로 파악됐다.

구 회장은 73세로 갔으니 '회장 평균수명'보다 4년 정도 짧은
셈이다. 조사 대상 재벌 총수의 타계 연령대는 70대가 13명으로
가장 많고, 80대 10명, 60대와 90대 각각 5명, 50대 2명이었으며,
40대에 작고한 총수는 1명이었다.

가장 장수한 총수는 2002년 타계한 영풍그룹 창업주 장병희
전 회장과 지난해 별세한 구태회 LS전선 전 명예회장으로 93세이
며, 이동찬 코오롱그룹 전 회장이 92세다. 이밖에 동양제철화학
창업주 이회림 전 회장과 이원만 코오롱그룹 전 회장도 모두 90
세에 별세한 장수 회장이다.

뱀·산삼·인삼·녹용… 섭취하고
수영·등산하는 회장님

돈 많은 재벌 회장에 대한 정보는 옳든 그르든 화젯거리이고, 재
벌 회장은 보통 사람과는 다르다고 여겨지니까, 몇 살까지 살았
느냐, 뭘 좋아했느냐는 관심거리가 아닐 수 없다.

우리는 흔히 재벌은 돈밖에 모르는 인간 아니냐고 생각할 수
도 있지만, 전혀 다른 재벌도 없지 않다. 최근에 사회적 빈축 대

상이 되는 재벌의 경우 그 가족 전원이 갑질을 하고 있어, 재벌 하면 좀 재미없어 하는 구석도 없진 않다.

재벌 회장은 거의 전원이 건강에 신경을 많이 쓰는 것으로 전해진다. 필자는 80년대부터 월간 〈직장인〉을 발행하며 그 표지에 재벌 회장을 인터뷰하여 실은 덕분에 당시 재벌 회장들을 많이 만났다.

항상 산삼을 구해서 든다는 회장도 있었고, 뱀(특히 백사 등 좋다고 소문난)을 많이 든 회장도 있었다. 어느 재벌은, 그 회사 직원을 통해 보약이 1년 내내 그치지 않는다는 정보를 입수했음에도, 건강을 위해 뭘 드시느냐고 묻자, "나는 보약 같은 거 안 먹어요. 내 건강 비결은 항상 수삼을 먹고, 등푸른생선을 많이 먹는 거지!"라 해서 혼자 속으로 웃은 일도 있다.

죽염과 쑥뜸 그리고 마늘로
건강 지키는 회장님도

건강관리는 거의 모든 회장이 다 하고 있다. 술을 전혀 입에도 안 대는 회장도 여러 명이다. 매일 새벽 수영을 하는 회장도 있다. 주말이면 빠짐없이 등산을 한다는 회장은 같이 사우나를 했는데 몸에 군살 하나 없었다.

술은 좀 하면서도 매주 지리산에 오르는 회장은 인산가 김윤세 회장이다. 죽염과 쑥뜸과 마늘을 상복하는 김 회장의 건강법

강의를 듣고 그대로 따라 하는 그의 팬도 국내외를 포함하여 점점 늘어나고 있다. 현재 대기업 회장 가운데도 김 회장의 권유로 쑥뜸, 죽염, 마늘을 기본으로 하는 이들이 여럿이다.

대한민국 모든 재벌 회장, 아니 전 세계 대기업 회장들 가운데 건강관리를 안 하는 회장은 거의 없다. 건강이라면 자신 있다는 회장이 거의 대부분이다. 하기야 건강 있으면 뭐든지 다 할 수 있지만, 건강 없으면 아무리 좋은 사업 아이템이 있어도, 아무것도 할 수 없을 것이다.

그래서 회장님들은 대부분 이렇게 말한다.

"건강 없이 사업 없다. 아니 건강 없이 인생 없다! 아무것도 없다!"

14

그곳에 가면
마음이
편해진다

"인생 뭐 있어,
스트레스지!"

건강과 스트레스는 떼려야 뗄 수 없는 관계라는 것을 모르는 사람은 없다. '인생=스트레스'라는 공식도 맞고, 직장인에겐 '직장=스트레스'이고, 가정주부에겐 '살림=스트레스'라는 공식이 적중한다.

스트레스 얘기만 나오면 "인생 뭐 있어, 스트레스지!" 하던 필자의 친구 C 회장도 스트레스에 어지간히 관심이 많은 사업가다. 그는 '사업=스트레스'를 신봉한다.

얼마 전, TV조선의 건강프로 〈나는 몸신이다〉는 대상포진을 집중적으로 다뤘다.

대상포진의 증상과 예방법에 대해 다룬 이 프로그램을 시청한 사람들은 '아하 대상포진이 저 정도로 아프고 힘든 병이로구나!' 실감했을 것이다.

그런데 대상포진을 안 앓아본 사람도 대상포진의 원인이 스트레스라는 사실은 알고 있다. 말하자면 그만큼 대상포진은 대중적으로 널리 알려진 병이고, 걸렸다 하면 되게 고생하게 되는 병이다. 다시 말하면 대상포진에 대한 관심보다 스트레스에 대한 관심이 하늘을 찌르고 있음을 알 수 있다.

통도사 경봉 스님과 김수환 추기경의 스트레스

1969년인가, 필자가 청년 기자이던 시절, 김수환 추기경을 인터뷰한 일이 있다.

추기경 되신 직후였다. 4시간이 훨씬 넘는 인터뷰가 끝나갈 무렵, 한창 기승을 떨던 군사정부 얘기가 나왔을 때 필자는 "이 시대 모든 사람이 스트레스에 시달리고 있습니다. 그런데 종교인은 스트레스가 없으시겠죠? 항상 하느님이 보호하시니까…"란 질문을 던졌다.

이 질문에 추기경은 빙그레 웃으셨다. "이 시대에 스트레스 없는 사람이 어디 있겠어요? 다만 스트레스를 기도로써 다스리는 거지!" 스트레스를 기도로 다스린다는 그 말씀은 필자의 가슴에 오래 남아 있었다. 각 방송국의 TV 프로그램과 라디오 생방송

등 여러 개의 고정 프로를 비롯해서 10여 개 프로를 뛸 때, 진짜 스트레스에 시달렸다.

비슷한 시기에 양산 통도사 극락암에 가서 경봉 스님을 친견했다. 박정희 정권이 끝나고 전두환 정권에서, 전국의 사찰을 짓밟은 소위 법란法亂이 터진 직후였다. 통도사는 그래도 크게 짓밟히지는 않았지만, 말이 아니었다.

"속인俗人들은 이럴 때 스트레스에 시달린다고 하는데 큰스님께선 어떠십니까?"

스님은 필자의 얼굴을 잠깐 응시하시더니, "관세음보살나무아미타불. 스트레스인지 뭔지 그런 거 걱정되거든 참선이나 하라"고 하시며 눈을 감으셨다.

찾아간 사람 마음 편하게 해주는 곳은 어디?

종교인들은 성전에 가면 마음이 편해진다고 한다. 가톨릭신자는 성당에 가면 스트레스가 풀리고, 불교신자는 절에 가서 부처님 앞에 앉으면 스트레스가 사라진다고도 한다.

아무래도 암에 걸린 것 같다고, 암 스트레스에 죽을 것 같다고 필자의 친구인 중견기업의 C 회장이 하도 엄살을 부려 인산 김일훈 선생님의 쑥뜸이랑 죽염이랑 마늘 얘기를 들려주며 김윤세 인산가 회장의 함양 인산연수원을 소개한 일이 있다.

그 C 회장이 최근 함양에 자주 간다는 얘길 들었는데, 얼마 전 만났을 때 얼굴에 화색이 돌고 건강도 좋아보였다.

"함양 인산가에 가면 마음이 편안해져요. 스트레스가 싹 가셔요. 자주는 못 가고 한 달에 한 번 정도 가는데, 함양 인산가에 가서 김윤세 회장을 만나 건강 얘기 듣고 나면 더 편안해지고…"

성당이나 절이나 함양이나, 우선 찾아간 사람 마음 편하게 해주는 공통점이 있는 것 같다.

15

몸이
나보다
먼저 알고 있다

"내 몸이 당신을
원합니다"

일요일이라 일부러 아무런 약속도 잡지 않았다. 아내는 대학 동
창회에 갔다. 더운데 다른 날 가라고 해도, 친구들 못 본 지 반년
도 넘었다고 새벽같이 집을 나섰다. 그렇게 일요일에 혼자 집을
지키게 됐다.

더웠다.

옷을 하나하나 벗었다. 오늘은 유난히 목이 말랐다. 목마를 땐
물 대신 죽염 먹는 습관대로 쉴 새 없이 고체 죽염을 입에 털어
넣으면서, 무의식중에 휴대용 물병을 옆에 갖다 놓고 마셨다. 오
후 2시경, 벌써 500리터짜리 2병을 마시고 3병째를 땄다.

그날이 2018년 들어 서울이 제일 더운 날이었다(7월 22일, 서

울). 오후 4시 현재 시각으로 38도였다.

TV 뉴스를 보다가 '아차!' 했다. 이거다! 부력의 원리를 발견한 아르키메데스처럼 "이거다!"를 외쳤다. 깨달음의 순간이라고 말하면 너무 거창하지만, 어쨌든 누가 말하지 않아도, 의사가 처방하지 않아도 몸이 미리 알아서 행동한다.

서울이 생긴 이래 세 번째로 더운 날 38도. 그냥 별생각 없이 물을 마셨지만, 몸은 더위에, 갈증에 적응하기 위해 나를 물 마시게 했다.

우리의 몸은 참 지혜롭다. 기온이 오르고, 체온도 덩달아 오르면, 몸은 스스로 물을 찾는다. 마음보다, 머리보다 몸은 때로 먼저 움직인다.

"내 몸이 당신을 원합니다." 어느 영화의 대사였던가, 여성에게 다가가는 남자의 뜨거운 체온이 느껴지는 대사다. 글쎄 이 경우도 몸이 먼저 원한 것일까?

토요일 비 오는지 안 오는지를 먼저 아는 몸

팔다리가 욱신욱신 쑤시기 시작하면 L 회장은 "비가 오시려나 보다. 하늘은 비 오실 것 같지 않은데…" 한다. 소주 한잔을 마시다가도, 팔다리가 욱신거린다면서 먼저 일어나는 L 회장. 그런데 그날 밤 소나기가 엄청 쏟아졌다.

필자뿐 아니라 L 회장 근처 친구들 거의가 팔다리 욱신거리면 비 쏟아지는 L 회장을 신기하게 여긴다. 그래서 L 회장의 별명이 일기예보다.

L 회장은 요즘 모바일(휴대폰)에 재미를 붙여서, 가까운 지인들에게 매일 새벽 '그날의 일기'를 보내주는 기상 통보관이 되었다.

그러니까 그의 몸은 날씨를 선행한다. 그와 함께한 10여 년, 한 달에 한 번씩 주말 골프 모임을 갖고 있었다. 골프 나가는 주말에 비가 오나 안 오나는, 그의 몸이 금요일쯤 되면 틀림없이 알려주었다. 대개는 맞는, 기상 통보관 L 회장은 요즘은 팔다리뿐만 아니라 허리까지 욱신거리면 그날이나 이튿날 꼭 비가 내린단다. 그의 몸이 먼저 알아버린 것이다.

내 몸안에
의사가 있다

2018년 1월부턴가. 유난히 단전 쑥뜸을 뜨고 싶었다. 그때 떴어야 했다. 유난히 그 겨울에 뜸이 뜨고 싶어서 몇 차례 시도하려다 포기했다.

일 때문이었다.

2018년 6월호 월간지 〈인산의학〉에 필자는 '면역력, 무지 아픈 대상포진, 그리고 자기 고백'이란 제목으로 대상포진 앓았던 얘기를 썼다. 대상포진을 되게 앓았다.

아마도 그렇게 쑥뜸을 뜨고 싶었던 건, 몸이 간절히 쑥뜸을 원하고 있었던 것은 아닐는지. 그때 쑥뜸 떴으면 대상포진은 오지 않았을 거다.

몸은 알고 있다. 무엇이 나에게 필요한지, 무엇이 지금 내 몸을 위해 요구되고 있는지를 몸은 알고 있는 것이다. 그럼에도 우리는 몸을 너무 무시하고 산다. 몸이 보내는 갖가지 신호를 제대로 해석하지 못하고 있다.

몸에 대한 설명이, 건강과 관련해서 가장 잘 된 책을 권하라면 필자는 서슴지 않고 김윤세 인산가 회장의 〈내 안의 의사를 깨워라〉 그리고 〈내 안의 자연이 나를 살린다〉를 권한다.

내 몸에 관한, 그러니까 내 몸이 무엇을 원하고, 무엇을 마다하는지 왜 그러는지를 알기 쉽게 설명한 명저다. 내 몸에 관한 지혜가 페이지마다 가득하다. 내 몸을 알고 싶은 사람의 필독서다.

16

이 몸이 지구처럼 된다면
100년을 산들
무슨 재미!

무더위가 가져다준 선물
'동해안의 눈물'

"이 세상에 태어나서 이렇게 더워보긴 처음이다."

30대이건 50대이건 70대이건, 금년(2018년)엔 누구나 다 이렇게 말할 발언권이 있다. 그래도 이 더위에 이를 악물고 만 보를 걸으려 애썼다.

"큰일나요. 더울 땐 쉬시고, 처서 지난 다음에나 걸으세요."

아들딸, 친구들 모두 그렇게 권하는 걸 마다하고 걷고 들어온, 열대야의 그 밤.

모서॥뭄수련이 생각났다. 중학교 2학년 때부터 다니던 태권도 도장에선 주로 삼복을 중심으로 '더위를 땀 흘리며 이기는 모서 수련'을 했다. 모서수련을 하며 구슬땀을 흘리자.

그래서 걷자.

걷다가 힘들면… 어쩌고 하면서 청승을 떨다 들어온 날 밤.

"이것도 지나가리라. 지가 지나가지 않고 어쩌랴?" 하며 더위를 참으려 해도 방법이 없어서 벌떡 일어나 에어컨을 켰다. 새벽 2시. 온난화로 인한 무더위. 지구의 인적 안 닿는 구석구석까지 찾아 다니며 난개발을 하는 바람에 얻어진 것이 지구의 온난화. 지구 전반에 걸친 금년의 무더위와 미국, 인도 등 지구의 어디를 막론 하고 연달아 발생하는 태풍, 홍수, 지진, 화산 폭발, 이상기온 등 은 온난화의 결과다.

동해안의 눈물도 만난다. "동해 해수욕장 운영 기간(7월 5일 ~8월 19일) 동안 강원 동해안 93개 해수욕장을 찾은 피서객은 1,846만 7,737명이다. 강원도가 금년 목표로 잡은 2,500만 명보 다 한참 못 미치는 결과로 지난해 2,243만 명에 비해 397만 명 (17.7%) 줄었다."

〈조선일보〉는 동해안 해수욕장을 찾은 피서객이 줄어든 이 사실을 '동해안의 눈물'이라는 제목으로 보도했다.

온난화가 가져다준 선물
'알프스의 눈물'

우리 인생에는 다시 돌이킬 수 없는 일이 더러 있다. 지구 온난화 도 돌이킬 수 없는 인간 실패를 증명하는 사실 가운데 하나다.

올여름 기록적인 폭염으로 인해 전 세계 곳곳에서 놀랄 만한 전설(?)들도 알려졌다.

미국의 CBS 등 외신에 따르면 폭염 속의 스위스에서 알프스의 빙하가 녹으며 72년 전 알프스에서 추락한 비행기 잔해들이 발견됐다.

스위스 항공 전문가들은 스위스 베르네즈 알프스의 가울리에서 모습을 드러낸 미군-WWII 전투기 C-53 카이트로퍼 다코타의 잔해를 공개했다. 공개된 잔해물은 전투기 날개, 프로펠러를 비롯해 당시 승객들이 사용했던 숟가락, 통조림 깡통 등이다. 이 전투기는 1946년 11월 19일 오스트리아 툴른에서 이탈리아 피사로 향하던 중 악천우로 불시착했다.

단전에 쑥뜸 뜬다니까
미친놈 하던 친구들이

하루에 1만 보 이상을 걷는다고, 이 나이에 37도 염천을 걸어 다니다가 아들딸에게 핀잔도 많이 들었다. 그런데도 꽤 열심히 걸으며 모서수련을 한 건 체력 덕분일까 고집 때문일까? 친구들은 요즘 "걸어가자!"고 하면 대뜸 "이런 미친놈!" 한다. 상대 못 할 놈 소리도 많이 들었다.

인산 선생님을 만나고 처음 쑥뜸을 뜨기 시작한 것은 1988년, 서울올림픽이 열리던 8월이었다.

뭘 먹고 피부가 좋아졌느냐는 친구들에게 쑥뜸 얘기를 하면, 으레 "미친놈" 소리가 따라왔다.

그런데 그 친구들 가운데 쑥뜸 얘기를 묻고 또 묻다가 아예 쑥뜸 마니아가 된 친구들이 여럿 있다. '미친놈들!'이라고, 그러나 나는 말하지 않는다.

인간으로 태어나 온난화로 여기저기가 터지고, 홍수 일으키는 지구처럼 되지 않기 위해서 할 수 있는 일은 무엇인가를 생각해야 한다.

인생 100세라지만, 골골 앓고 누워서 보내는 말년이라면 인생 100세가 뭐 그리 대단한가?

지구처럼 온난화되어 흠집 많은 몸을 이끌고 어기적거리며 살지 않기 위해 할 일이 무엇인가를 생각하는 것이, 우리 시니어들의 숙제다.

어려울 것 없다.

우선 가깝고 손쉬운 쑥뜸을 시작할 수 있다면, 죽염의 짭짤한 맛을 음미할 수 있다면, '내 몸의 온난화'는 없다.

17

여성은 왜 남성보다
두 배 더 많이
인생병을 앓는가?!

'명절 노동, 왜 여자만 해야 되나?'
남자들도 동의했다

내 이런 세상이 올 줄 알았다. 아니 이런 세상이 빨리 오도록, 세상을 향해 70년대부터 40여 년을 한결같이 '여성의 삶에 불편함이 없는 세상'을 이루기를 갈망했다. 40여 년을 한결같이 '아내를 사랑하라'고 외치면서도 이 나라의 남녀평등이 100년 안에는 이루어질까 걱정하고 있었다.

그런데 지금 그런 세상이 시작되고 있다. 그 #me too(나도 당했다)가 발단이긴 했지만, 이렇게 거의 '여성 혁명'으로 가리라곤 예상치 못했다.

어느 방송에선 필자를 '우리나라 여권 신장의 선구자, 여성의 삶을 위한 혁명가' 등으로 과찬하는 바람에 방송 30분을 안절부

절못하며 보내기도 했다.

지금 "제가 이 나라 페미니즘의 시조입니다" 소리를 하기 위해 이 이야기를 꺼낸 것은 아니다. 다만 지금 진행되고 있는 '여성 혁명'이 진심으로 여성의 삶에 불편함이 없는 시대를 창출했으면 하는 소망에서다.

그 여성 혁명이 지난해(2018년) 추석을 맞는 사람들의 의식을 바꿔놓기 시작했다.

〈조선일보〉 2018년 9월 16일 자에 따르면 "남녀가 함께 꼽은 명절 성차별 1위는 '여성만 하는 가사노동'이었다. 여성만이 아니라 남녀 모두 명절 성차별 사례로 꼽은 것은 '명절에 여성만 하게 되는 상차림 등 가사 분담'이었다. 전체 중 절반 이상인 53.3%를 차지했다고 한다."

이제 추석에 여성만 명절 상차림에 나서는 것은 성차별이라고, 남자들까지 가세해서 외치고 있는 것이다. 그런데 '그래 봤자 소용 없다'는 뉘앙스를 지닌 기사 하나가 그보다 일주일 전인 9월 9일에 떴다.

여성으로 태어났다는 사실 자체가 병이고 우울증이다

'우울증 앓는 국내 여성 45만 명… 남성보다 두 배 많다'는 제목의 기사 내용은 이랬다.

"국내 우울증 진료 환자는 여성이 남성보다 2.1배가량 많은 것으로 나타났다. 국민건강보험공단은 2012년부터 2017년까지 우울증으로 병원을 찾은 건강보험 진료 환자의 빅데이터를 분석한 결과 이같이 나타났다고 9일 밝혔다…."

그러나 그 분석보다는 앞에서 애기한 '성차별'에 따른 우울증이 더 많다고 보는 것이 정확한 진단일 수 있다. 필자에게 묻는다면, "이 나라에선 여성으로 태어났다는 것 자체가 우울증이다"라고 말할 수밖에 없지만.

필자가 인산 김일훈 선생과 인연을 맺은 것은 80년대 중반이다. 만난 그 이튿날부터 5분짜리 쑥뜸을 시작했으니 꽤 긴 인연이다. 당시 필자가 〈여원〉이라는, 한국에서 가장 잘나가는 여성지의 발행인이고, '아내를 사랑하라'고 예수도 아닌데 예수처럼 외치고 다니는 사나이라는 애길 들으시고, "아내를 잘 돌보고, 위해주고 사랑하는 사람은 복 받는 사람이야"라고 은연중 아내 사랑을 강조하신 일도 있다.

인산 선생
"아내를 사랑하고 위해주는 사람은 복 받는다"
김윤세 인산가 회장은, 인산의학에선 여성 우울증 치료에 어떤 처방이 있는가 묻는 필자의 질문에 즉석에서 답을 내놨다.

전나무 잎을 소주에 끓여서 엑기스를 뽑아 생강 등 약재를 넣어 복용하는데, 이는 어혈을 없애는 여성들의 보음제補陰劑로서, 자궁의 온도를 높이고 피를 맑게 한다는 것이다. 피만 맑아지면 건강은 걱정 없다고. 또는 서목태(쥐눈이콩)를 물에 불린 다음 소나무 절구에 넣고 찌어서 숟갈로 떠먹는 처방도 소개했다. 효과를 본 여성들이 워낙 많은 처방이라고.

그는 이런 소박한 처방은 한의학 처방이 아니라, 인산 김일훈 선생의 명서 〈신약〉에 명쾌하게 서술된 내용이라고 출처까지 일러준다.

물론 약효를 본 사람들이 전국에 산재한다.

여성 우울증이라고 하면, 아주 섬세하고 까다로운 병 증세인 건 사실이다.

그러나 증상에 따른 처방이 아니라, 원인을 흔들어대는 처방은 병의 근원 자체와 대결하는 처방이다. 쑥뜸이나 죽염에 마늘 찍어 먹기나 유황오리진액이나, 모두 병의 근원 자체를 뒤흔들어 몸을 지켜주는 처방이다.

18

병 치료와
면역력 강화의
상관관계

"국정감사는 대학병원의 종합검사나 마찬가지…
안 하려면 몰라도, 하려면 철저히 해야 한다"

치과 전문의 R 박사는 유머 감각이 풍부하고 개성적이다. 새로운 것에 대한 관심도 많아서, 새로운 기술이 있다 하면 쫓아가서 배워야 직성이 풀리는 사람이다. 새로운 변화에도 익숙하다.

죽염이 살균작용을 한다는 필자의 말을 들은 지 일주일도 안 되어서, 환자들 치아 치료 시 드레싱으로 쓰는 소독수를 죽염으로 바꾼 것을 보고 속으로 감탄한 일도 있다. 90년대 초반 얘기니까, 아마 우리나라 치과 의사 가운데, 소독수를 제일 먼저 죽염수로 바꾼 의사가 아닌가 생각된다.

저녁이나 하자고 해서 그의 병원에 들렀더니 TV를 시청하고 있었다. 화면엔 국정감사 하는 모습이, 뉴스로 방송되고 있었다. 감사를 하는 국회의원과 감사를 받는 장관의 모습이 대조적이었다.

"1년에 한 번씩 국정감사 있잖아요. 그게 말하자면 1년에 한 번 병원에서 종합검사 받는 거나 마찬가지라고요. 그러니까 아주 철저하게 해야지. 국정감사나 병원 치료나 마찬가지라고. 안 하면 몰라도 하려면 철저하게 해야지요."

국회의 국정감사를 병원의 종합검사로 비유하는 그의 감각을, 예리하고 대단하다고 칭찬해서 그런 건 아니지만, 그날 아주 멋진 저녁 대접을 받았다. 물론 술도 한잔 곁들였다.

우리나라 국민 1년간 병원 가는 횟수 16회
OECD 국가 가운데 자랑스러운 1위에 올라

R 박사는 술이 한잔 들어가자 말이 많아졌다. 우리나라 사람들의 병원 가는 문제에 대해서 비판했다.

대학병원을 비롯한 큰 병원에 가보면 항상 만원이다. 차례를 기다리는 동안 앉을 틈도 없다. 별것 아닌데도 몸이 조금만 아프다 하면 큰 병원을 찾는 버릇에 대해, 그는 의사인데도 마땅치 않게 생각하고 있었다.

그러고 보니 2018년 10월 1일 자 신문들에 OECD 국가 가운데 우리나라가 병원에 제일 많이 가는 것으로 나타나 있었다. 방송에서도 그렇게 보도했다.

"우리나라 국민이 경제협력개발기구(OECD) 국가 중에서 병원

을 가장 많이 가는 것으로 나타났다… 'OECD 건강 통계 2017'
에 따르면 우리나라 국민 1인당 외래진료 횟수는 2015년 기준 연
간 16.0회로 OECD 회원국 가운데 가장 많았다.

OECD 평균은 7.0회였다. 일본이 12.7회로 한국의 뒤를 이었
다. 이어 헝가리(11.8회), 슬로바키아(11.4회), 체코(11.1회), 독일
(10.1회) 순이었다."

병이 난 다음의 각종 치료도 중요하지만
미리 면역력 강화하는 것이 삶의 지혜

필자는 이런 보도를 보며, 우리나라 국민들이 병원에 자주 가는
이유를 곰곰이 생각해보았다. 특히 건강보험제도가 생긴 후 병원
찾는 숫자가 기하급수적으로 늘어났다는 점에 대해선, "병원 치
료비가 너무 싸서 병원엘 많이 가는 거라고. 진료비며 치료비며
다 올려야 한다!"라던, R 박사가 취중에 내놓은 의견에도 일리가
있다고 생각한다.

그 기사를 조금 더 살펴보자.

"병원 입원 기간도 길었다. 2015년 우리나라 환자 1인당 평균
병원 재원일 수는 16.1일이었다. OECD 평균(8.2일)의 2배 수준이
다. 입원 기간이 가장 긴 나라는 일본으로 29.1일이었다."

이 정도라면 우리나라의 의료 현실은 과히 나쁜 것은 아니다.
선진국이라는 일본과 비교될 정도라면, 세계적으로 상당히 높은

수준임이 분명하다.

R 박사와 늦은 저녁을 끝내고 돌아오며, 몇 년 전에 들은 김윤세 인산가 회장의 강연 가운데, 면역력에 관한 내용이 문득 생각났다.

"병에 완전하게 안 걸릴 수는 없지만, 병에 걸려 치료하느라 고생하느니보다는, 걸리지 않도록 평소에 준비하는 것이 최고의 의료라고 생각한다. 거의 모든 병은 면역결핍에서 온다. 면역력 강화는 민간의학에도 좋은 처방들이 있다. 황태 삶은 물이나, 죽염이나, 쑥뜸이나, 죽염마늘이나, 유황오리 등은 우리 주변에서 손쉽게 구할 수 있고, 오랫동안 전해 내려오는 면역력 강화제이다."

그러고 보니 면역력 강화에 있어서나, 병원 가는 횟수에 있어서나 우리는 틀림없는 의료 선진국 아닌가 생각된다.

나 대신 아파주실 분

초판 1쇄 발행 2019년 6월 20일

———

지은이 **김재원**
발행인 **이동한**
발행 **(주)조선뉴스프레스**
책임편집 **정재환**
기획·편집 **이일섭, 김효정**
디자인 **박서연, 김유희**
캘리그라피 **임정수 교수**

———

등록번호 **제301-2001-037호**
등록일자 **2001년 1월 9일**
주소 **서울시 마포구 상암산로34 DMC 디지털큐브 13층 조선뉴스프레스**
문의 **02-724-6797(마케팅), 6754(편집)**
인쇄 **Tara(조광프린팅)**

———

값 **17,000원**
ISBN **979-11-5578-478-5**

———